歇斯底里

從魔鬼附身到心理治療，一段困擾人類2000年的歷史

史考爾——著

蘇邦礎——譯

HYSTERIA

ANDREW SCULL

The Disturbing History

好評推薦

史考爾這部書是對歇斯底里的故事做了精彩、清晰的闡述……有時滑稽，有時尖銳——幾乎每一章都引發了對醫學本質、醫療實踐和人類特性的深入省思。

——斯蒂芬・卡斯帕，醫學社會史學家

遠不止是一部優秀的縱貫性歷史著作。從十六世紀到二十一世紀，史考爾熟練地將歇斯底里的故事作為概念、診斷，以及當時對此疾病的社會文化表達和人們的生活經驗進行了追溯，並在整個過程中提供了新的啟示和新的見解。作為對這個最易變、怪異、歷時悠久的疾病所引發的諸多動盪和爭議，做了歷史性的介紹，史考爾的書是最優秀的。

——拉爾夫・哈林頓，超心理學家

書中的故事往往既引人入勝又令人震驚。

——《蘇格蘭人》

史考爾的探索……為醫學意識形態和社會學提供了一項極為引人入勝的研究……應該是所有醫學生的必讀讀物。

——溫蒂・摩爾，《英國醫學雜誌》

譯序
對「歇斯底里」最完整的介紹

「她那歇斯底里的樣子，真像個瘋子！」

「女生才會歇斯底里！」

一般人的想法中，歇斯底里是指一個人情緒表現很誇張，通常會加在女性身上的症狀。根據教育部字典：「歇斯底里是病名，一種常見的精神疾病。為英語 hysteria 的音譯。此病是由潛意識中思想感情的矛盾衝突所引起的心理疾病，經由轉化作用表現於身體上，而產生嘔吐、吃驚、抽搐、麻木等機能障礙。一般用來形容情緒激動、舉止失常。」

然而，目前《精神疾病診斷與統計手冊》中卻遍尋不著這項診斷。這個特殊的現象究竟代表什麼意思呢？是歇斯底里這項古老的疾病在當前的社會徹底消失了？還是人們找到根治這項疾病的方法？歇斯底里，這個在西方世界流傳了近二千年的古老疾病，到底是什麼？

這本書的撰寫目的就是要揭開這個疾病的神祕面紗，以及隱藏在背後的故事。探討疾病本質到底是什麼？致病原因究竟是什麼？如何影響人類的醫療觀點？人類又如何對抗這項疾病？這項過往在西方世界極度盛行的疾病診斷，現在又何去何從？

本書作者史考爾（Andrew Scull）是英國歷史學家，專長是精神醫學史，因終身投入鑽研醫學發展歷史的傑出貢獻而獲得羅伊．波特獎章。本書正是他對歇斯底里這項疾病的專門著作。作者從二千多年的史料出發，藉由大量考證醫學史料、典籍與診療手稿，追溯歇斯底里症概念的起源，並逐步還原這項疾病的樣貌，以及介紹在各個時期，人類對這項疾病的詮釋與醫療觀點，同時也介紹在不同的醫療觀點架構下，所發展出來的各種醫療策略。

歇斯底里目前被歸屬在精神醫療範疇，但透過本書內容可以得知：在二千多年前，它有兩種見解，一是在宗教與文化的影響下，歇斯底里被視為一種巫術或是邪靈附身，二是西方古代醫學之父——希波克拉底的觀點，他提出體液說，認為是因為身體裡的子宮遊移了，才衍生出這項疾病。直到十七世紀，西方醫學界有了明顯進展後，才出現婦科或是神經科的疾病觀點，卻導致許多慘無人道的治療方法。

十九世紀時，歇斯底里彷佛是一場傳染病般在女性之間廣為流傳。法國神經科醫生沙爾科運用大腦解剖技術，卻找不到任何歇斯底里在生理上的證據，進而運用催眠的方法來剖析歇斯底里。他運用催眠的易感性來辨識歇斯底里患者，同時論述歇斯底里四大主要症狀。此舉為當時的歇斯底里畫上戲劇化的色彩，引發當時社會大眾更大的轟動與好奇，其弟子西格蒙德・佛洛伊德就是其中的一位。佛洛伊德透過與患者的接觸與對話，提出一套新的理論，將歇斯底里的疾病本質定調為精神與心理的範疇，並在這個基礎上，開創了談話治療的新模式，也就是現代心理治療的先驅，同時促使佛洛伊德創立精神分析的心理治療學派。

歇斯底里催生了精神分析的心理治療學派，自己卻消失在舞臺中

歇斯底里其實對於心理治療這項近百年來所發展出來的新治療領域，具有舉足輕重的地位。換句話說，歇斯底里在心理治療的發展史上扮演了決定性的角色。因為當前的心理諮商／治療的理論都起源於百年前創立的精神分析學派。而精神分析之所以得以創立，主要是因為創始者佛洛伊德當時對於歇斯底里的探究和治療，進而建構起精神分析的理論。因此，我們可以說一百多年前心理諮商／治療這項專業科目的建立與發展，當初的萌芽就是來自於歇斯底里這項疾病的啟蒙。隨著心理治療各流派的建立，歇斯底里這項診斷卻在舞臺上逐漸消失身影，然而這類病患卻仍舊出沒在精神科門診、心理諮商或治療診間。這項具有戲劇性症狀的疾病，連退出舞臺都充滿神祕色彩。

西方醫學早期將精神疾病分成 psychosis（精神病）與 neurosis（精神官能症）這兩大類，psychosis 指的是思覺失調、躁鬱症或器質性憂鬱症等重症，而 neurosis 則指的是歇斯底里、焦慮、恐慌、強迫、畏懼或相關類似的輕症。

「歇斯底里」最完整的介紹，讓你看懂全貌

本書作者史考爾之前曾出版《瘋癲文明史》，書中試圖納入所有精神疾病的演進歷史，歇斯底里被列在第九章〈半瘋之人〉做專章討論，可惜分量只有二十多頁，同時書中將 neurosis（精神官能症）與歇斯底里混雜在一起論述。整體而言，跟《歇斯底里》以整本書來探究還是有明顯的落差，難以完整展現歇斯底里的發展演變。

譯者希望藉由本書的引進，可以滿足一般讀者對「歇斯底里」的好奇心，也提供精神科醫生或心理師等精神疾病相關的工作人員，對歇斯底里的全貌有更深入的了解，畢竟消失的只是「病名」，但是這群患者卻從未消失，直到二十一世紀依然存在。有趣的是，無論是一兩百年前還是現在，歇斯底里這類病患仍然是精神科門診以及心理諮商或治療的最大宗客戶群。既然這個疾病並未完全消失，只是換個樣貌繼續留在人間，那便代表著過去歷代醫界或社會大眾對這個疾病的態度、思考與內心的反

覆掙扎，同樣會出現在現今社會以及現在的精神疾病工作人員身上。

「以史為鏡」——歷史之所以重要，在於過往的經驗足以借鏡

現在臺灣的精神醫學或是心理治療都不斷強調新的「治療取向」，精神醫學朝向藥物、心理治療等新的理論。學生學習到後來只專注在何種新的療法可能會有效，但是卻完全忽略了「疾病本質」的了解與探討。

就如同本書中探討的一個議題：歇斯底里到底是女性專屬的疾病，還是男性也會有疾病呢？從希波克拉底的子宮遊移說，代表著歇斯底里是女性專屬的疾病。延續這樣的觀點，到了十九世紀初仍然有許多醫生以婦科的觀點來看待歇斯底里。然而，當十七世紀的湯瑪斯·威利斯認為歇斯底里是神經系統的疾病時，意指這項疾病是兩性都有可能罹患的。更有趣的現象是，在第一次世界大戰的摧殘下，出現了許多男性歇斯底里患者。

臺灣目前缺少的是關於「疾病本質」縱貫性的書籍。事實上，很多精神科或心理科系的學生都聽過歇斯底里這個病名，因為它散見在自己專門領域的教科書中。但是所有的教科書都也只是提到，如果去細問學生這是什麼？絕大部分也都說不清楚。面對有興趣進一步了解它的學生以及精神疾病工作

相關領域的人，卻缺乏進階的讀本，更遑論去探究同樣是精神疾病，過去醫界以及社會大眾對這些疾病的理解是什麼？觀點是什麼？這些疾病是如何演進變化？這些疾病如何在不同的社會背景和歷史脈絡下表現不同的症狀和表徵？這些都是了解精神疾病本質的重要環節。而歇斯底里就是精神疾病的重要代表。

本書是臺灣相關精神醫學或心理治療的翻譯書中，難得一見的單獨病名的縱貫性歷史介紹書籍，譯者希望藉由本書的引進，讓後進者對心理諮商／治療的創始與演進有更清楚的認識與理解，協助探究與理解人類心靈的結構、運作機制以及致病機轉，以期對人類心靈的洞察與體悟有更深的創見，發揮助人工作者最大的效用。

導讀

走入歇斯底里「令人不安的歷史」，瞥見生命真相

黃涵榆　臺灣師範大學英語系教授

歇斯底里一直以來都爭議不斷，主要原因在於它的症狀，包括痙攣、麻痺、腫脹、呼吸困難、劇烈疼痛、囈語、閉經、情緒不穩定（例如沉默、尖叫、狂笑、莫名的哭泣），很難找到確切的器質性（organic）根源。這些症狀都使歇斯底里蒙上一層神祕的面紗，遊走在真實與虛幻之間。從歇斯底里的歷史我們可以看到它持續不斷糾纏著一些有關附魔的迷信，如同本書作者史考爾在序曲中提到的伊莉莎白・傑克遜個案所顯示的。事實上整個精神疾病史顯示著醫學與宗教迷信之間的糾纏，醫學本身也從不是一個穩定的體系，症狀的分類與診斷並非固定不變。史考爾在本書就談到，歇斯底里經常與「疑病症」（hypochondria，又翻譯為臆病症、慮病症）交替使用，被投注許多偏見。我們很難找到像歇斯底里如此神祕難以掌握的病症，身體、知覺和意識嚴重分離。另一方面，我們從歇斯底里更能

看出醫學知識與權力如何建構疾病，如何糾葛著社會感受與幻想。本書企圖釐清這些糾葛，引領讀者進入歇斯底里「令人不安的歷史」。

醫學史較早有關歇斯底里的記載大致可追溯到公元前五世紀希臘醫學家希波克拉底所樹立的醫學傳統。「hysteria」在古希臘文指「迷走的子宮」，表示一開始它就被類歸為女性專屬的疾病，經常伴隨著癲癇、痲痺、出神與情緒不穩定等症狀。十六、十七世紀的英國醫師喬登（Edward Jorden，見本書序曲與第一章）認定歇斯底里具有欺瞞的本質，經常是附魔和巫術的產物。歇斯底里在接下來的一個多世紀裡逐漸被看成和身體或體質（用現代的術語來說是「內分泌」）運作失衡有關，這也表示醫學在這個歷史階段已經能夠解釋身體的系統運作以及遺傳與環境的影響。受到牛頓的物理學發現的影響，神經內科從管路和纖維網絡的角度解釋大腦運作，並且依據神經系統的反射動作，以「反射應激性」（reflex irritability）解釋女性容易有情緒障礙和精神疾病的傾向（第四章）。隨著現代文明發展的速度、刺激和壓力，十九世紀出現了近似歇斯底里和神經衰弱症的大爆發，兩者都被認為和大腦過度負荷有關。綜合來說，在歇斯底里的歷史過程中，不同時代文化和社會習俗以及當時的醫學理論好像提供了一個資料庫，包含了各種不同的症狀，讓無意識的心靈從中選擇，然後在肉體的層次上表現出來，不論是昏厥、痲痺、失神、憂鬱、厭食、疲倦等等，再再顯示捉摸不定的特質（第九章）。

十九世紀見證了歇斯底里從傳統的「發作」（fits），發展到新型態的「痲痺」（paralysis）。這樣的變遷不僅是受到醫學知識和技術的影響，也反映了不同的社會文化現實和想像，「歇斯底里的女人」在這個時代成為常見的臨床案例，也是廣為流通的身分象徵。包括巴黎慈善醫院、波爾多聖安德魯醫院，以及現代神經醫學之父沙爾科主持期間的薩佩提耶醫院，都曾大量收治女性歇斯底里患者。歇斯底里「麻痺」變得比較常見，經常和歇斯底里「發作」交替出現，引起催眠師、水療師、電療師和醫學教授的關注。

不論歇斯底里的身體多麼具有不確定和神祕的特質，沙爾科（第六章）企圖透過各種醫學和視覺技術，觀察和捕捉歇斯底里的每一個個別元素和特性、不同階段和時間軸，不論是身體的抖動、抽搐或陣痛，提出鉅細靡遺、無所不包的描述，確立歇斯底里的醫學知識，讓身體的真實存在屈從於理性。他主持期間的薩佩提耶和現代神經內科彷佛一座「歇斯底里劇場」，充滿戲劇性的景觀和視覺效果。沙爾科在他著名的星期二講座公開向各地慕名而來的學者／觀眾展示他的歇斯底里的實驗和治療，以及他的醫學權威（或法術？）。他透過催眠導電音叉、針刺、麻醉藥物或其他外力介入，讓病人「展演」出肌肉抽搐、僵直、昏厥等歇斯底里症狀。除此之外，他還建造了大量鉅細彌遺的照片、素描、圖表、石膏模型等關於歇斯底里與神經內科身體的醫學視覺檔案。

佛洛伊德（第七章）受到沙爾科的影響，也曾以男性歇斯底里作為研究對象，他不再認為歇斯底里是女性專屬的疾病，並且將病因歸諸於心理創傷，逐漸發展出「談話診療法」（talking cure）。佛洛伊德以「轉換障礙」（conversion disorder）作為核心概念，把歇斯底里看成是糾結家庭歷史壓抑的記憶導致的疾病，過去發生的事件糾纏著沒有卸除的情緒，透過身體的症狀表現出來。這些也就是歇斯底里心因性的身體症狀，大致包括肢體僵直、失語、視覺錯亂、肌肉失調、神經麻痺等症狀。這些症狀大致上都和大腦、肌肉和周邊神經系統之間失去聯繫有關，但是又無法在身體器官與組織找到確切的位置。對佛洛伊德而言，歇斯底里的心因性症狀是需要詮釋的訊息，於是他將治療的重心轉移到解釋病人的記憶。但是記憶總是片段破碎的痕跡，很難真正理解它們到底如何轉換成身體上的症狀。佛洛伊德還發現那些記憶大多具有性含義，特別是嬰孩時期遭遇的性誘惑和性傷害；那些記憶不必然是真實事件。佛洛伊德在他的歇斯底里研究過程逐漸發現這個「誘惑理論」沒有太大的解釋效力，於是轉而建構更通用的心靈理論。

綜觀整個現代疾病史，歇斯底里到了十八世紀被狂嘯與妄想的瘋狂取代，逐漸銷聲匿跡，到了十九、二十世紀交替之際又回到臨床醫學的舞臺。到了二十世紀後半葉，「歇斯底里」不再是一個普遍使用的病理分類名詞，或者不再被視為具體的疾病，而是變成更廣泛、更模糊的病痛。這樣的變動主要導因於生理導向的精神醫學和精神分析之間的張力，精神分析治療精神疾病的效力受到普遍的質疑。但精神疾病的範圍並沒有因此縮小，事實恰好相反，我們看到的反而是美國精神醫學學會（American Psychiatric Association，APA）的《精神疾病診斷與統計手冊》（*The Diagnostic and*

Statistical Manual of Mental Disorders，簡稱DSM）每次改版都擴張精神疾病的定義，讓更多日常生活的情緒波動、痛苦與老化的症狀成為精神疾病清單中的項目，精神用藥也大幅地普及化。

歇斯底里糾結著身體與心靈的病痛、醫學知識與權力、社會與文化想像，如同本書原文書名所示，以極其幽微的樣態訴說著「一段令人混亂不安的故事」。

歇斯底里 目次

序曲　子宮的窒息

倫敦，一六〇二年四月三十日，星期五。英國女王伊莉莎白一世統治的最後一年。一位十四歲少女瑪麗．葛洛芙，她是有錢店主的女兒，為了幫母親跑腿，帶口信給婦人伊莉莎白．傑克遜，她離開了泰晤士街的家。很快她就到達了目的地。然而，瑪麗過去曾與這戶鄰居吵過架，這回老婦人趁機把少女強拉進了屋內，「把門反鎖，」並當著女孩的面不斷地咒詛和威脅她，「厄運將永遠緊緊地跟著你，」咒罵女孩破壞了她在社區裡的名聲，並對她女兒的衣著指手畫腳。還咒詛她：「希望她不得好死。」經過了一個多小時的咆哮和吼叫後，惡毒的老婦人才結束這一切讓瑪麗離開，臨別時又警告說：「我的女兒有衣服可以穿，但你只能死掉腐爛。」*1

---

*譯注：本章開頭這段故事出自愛德華．喬登（Edward Jorden，一五六九～一六三二）於一六〇三年撰寫的第一本關於歇斯底里的著作，書名為：*A Briefe Discourse of a disease called the Suffocation of the Mother*，意指歇斯底里症是一種和子宮有關的疾病。其書名的「Mother」（母親）是子宮的古老術語。

這次的遭遇想必讓年輕的瑪麗嚇得臉色發白，渾身顫抖。傑克遜品嘗著勝利的喜悅，向隔壁房子裡的僕人伊莉莎白．伯吉斯吹噓，說她已經「嚇唬」了那個小東西，還說：「我就是希望她不得好死。」[2]在接下來的星期一，傑克遜顯然對於她下的第一輪詛咒不甚滿意，於是，她來到了葛洛芙家的店裡，假裝要見瑪麗的母親。對著坐在那裡喝著香料奶酒的女孩，怒目而視、咆哮，還說了些惡毒的話，接著突然又轉身離去。

瑪麗突然覺得喉嚨像是被什麼東西掐住，無法吞嚥。她感到喉嚨腫脹緊閉，雖然還不至於嚴重到令她完全無法呼吸。她向一位家庭友人尋求幫助，卻發現自己「說不出話也看不見」。[3]她被帶回父親身邊，但每天還是會發作三、四次。到了星期三，「她發作的情況如此可怕，讓所有圍繞在旁的人都以為她就要死了。」她的父母請求教堂「為她敲鐘祈禱」，聽到鐘聲，傑克遜高興地衝到隔壁，宣布：「感謝上帝，上帝聽見了我的禱告，封住了敵人的嘴巴和舌頭……上帝對她和他們的後代都施以報復。」[4]

然而，上帝的報復顯然沒有嚴重到讓瑪麗喪命，但在接下來的幾個星期裡，瑪麗仍不時發作，而且愈來愈嚴重。最終連吃飯都是一種折磨。為了讓她能夠存活下去，她的父母定期試著將富含營養的食物塞進她的喉嚨裡。（此時，她已經發展出了一種不可思議的特殊能力，可以將手指或器械深入她的食道而不會作嘔。）接著，她的一隻手開始癱瘓，然後是一整隻手臂，最後是整個左側身體。她的肚子鼓脹。隨後，變得又瞎又啞，喉嚨也更加腫脹。這種情況似乎每隔一天就變得更加惡化，而且總是在她試著要吃東西時發作。

後來，她又遇到了傑克遜夫人兩次，一次在商店，一次在教堂，之後她的症狀有了更加戲劇性的變化：

> 她的身體就像個圓環般向後倒轉，頭向後仰到臀部；她就維持著這個姿勢，持續滾來滾去，整個動作快速而猛烈，這讓在旁的兩三個女人為了防止她撞到床框和床柱受傷，而忙得氣喘吁吁、滿頭大汗；但瑪麗卻是渾身冰涼，僵硬得像個放在冷凍庫裡的冰凍物品。當她像這樣不斷地向後翻滾後，突然間，她的身體轉向相反的方向滾動，也就是說，她的頭向前插在兩腿之間，然後再繼續像之前那樣持續滾來滾去。[5]

在接下來的幾週裡，她的身體不斷的扭動扭曲；跳舞、蹦跳；以慢動作展開看似難以維持的姿勢；怪異的呼吸方式和面容的變化；嘴巴呈現出「許多古怪的形狀」，例如「扭曲、張開和突然爆個血盆大口」。伴隨著怪異的嘶吼聲；而在其他時候，她的肢體似乎是在模仿射箭或彈奏豎琴的動作，看起來顯得「愚蠢、愚昧且毫無特定目的」[6]。在發作期間，她有時會大聲呼喊著對上帝的感激，並呼求上帝帶她脫離苦難。隨著這些極具戲劇性的消息一傳十、十傳百地傳播開來，一群虔誠的清教徒帶著滿心的好奇與懷疑，聚集觀看此一特殊奇景。

最終，在幾週後，瑪麗被帶到了警長家中，與那個咒詛她的婦人直接面對面（她的咒詛正是瑪麗飽受折磨的起因）。這只是幾次會面的其中之一，瑪麗在每次見面都會突然爆出更驚人和恐怖的動作和聲音，她會陷入持續數小時的癱瘓、昏迷、抽搐、痙攣和扭曲，彷彿被附身或著魔了一般：咆哮的吼叫聲和扭曲的鬼臉；她所呈現出來的痛苦折磨，「令所有旁觀者驚駭萬分」[7]；她也對全能的上帝祈求。她不願與伊莉莎白有任何的接觸；還有，在最富戲劇性的高潮來臨時，

> 她的嘴巴緊閉，嘴唇緊貼，鼻孔裡傳出一個聲音，（特別是在某些時候）聽起來像是絞死或吊死她。只要她察覺到伊莉莎白·傑克遜還在屋內，這個重複不斷發出的聲音就不曾停止；但只要她一離開屋子，那個聲音就立刻止住。[8]

這一切到底是怎麼一回事？意識到瑪麗的反應可能都是來自於她自己所精心設計的行為，周圍的人便嘗試設計了一系列實驗來揭露這些假象。瑪麗和伊莉莎白兩人被下令到英國倫敦特委法官克羅克爵士在內殿律師學院*的房間裡。瑪麗先被帶進去，克羅克隨後對她使出了一個詭計：

> 他挑選了一位年紀稍大、相貌醜陋、身材粗胖、略顯矮小的女士，外觀與伊莉莎白十分相像。他讓她戴上伊莉莎白的帽子，臉上圍著厚圍巾，然後把她帶到瑪麗所在的房間裡，讓瑪麗從她身邊走過去，就這樣來來回回了兩三次，並讓瑪麗的手觸摸了那個女人一次……[9]

結果！沒有發生任何事！然後，法官讓第一個女人離開房間，接著讓伊莉莎白出場，她穿上另一個人的衣服試圖偽裝自己。瑪麗立刻發作，同時還從鼻孔裡傳出來要求絞死伊莉莎白的聲音。看著瑪麗顯然對外界毫無知覺，特委法官要來了一支蠟燭，並把火焰逼近她的臉頰，然後又靠近她的眼睛，彷彿是要燒傷並弄瞎她。但瑪麗卻連眼睛也不眨，只是目不轉睛地凝視著前方。他又要了幾張紙，把它們揉成一團後點燃，接著把燃燒的紙團一個接一個塞進她的右掌心中。結果，完全沒有任何反應！（不過，當瑪麗恢復神智後，她的手留有「五處」明顯被燒傷的痕跡）。「當他看到瑪麗對這些折磨毫無反應時，就改用火焰燒伊莉莎白的手來試驗，結果伊莉莎白哭求著不要燒死她……接著，特委法官要伊莉莎白跪下，並唸出主禱文，（就像她過去經常做的那樣）她跳過了『救我們脫離凶惡』這句

＊譯注：榮譽內殿律師學院（the Inner Temple），又稱之為 The Honourable Society of the Inner Temple，簡稱內殿 Inner Temple。是英國倫敦四所律師學院之一，座落於倫敦市內的聖殿區。

話……」而那位青少女原告面對這一切仍然在一旁不斷地抽搐著，持續用一種怪異的鼻音再次發出「絞死她！絞死她！」的聲音。10

該如何理解這些充滿戲劇性的事件呢？對於瑪麗和伊莉莎白同時代的絕大多數人來說，他們處於一個上帝和魔鬼無所不在、超自然和自然世界交互重疊並不斷衝突的世界裡，因此這個故事所隱含的意義很清楚了。瑪麗的行為和反應就是一個被施了魔法或被惡魔附身的人，而她被附身的根源正是伊莉莎白，她被揭穿是對瑪麗下咒的女巫，也就是魔鬼的代理人。這種觀點在當時十分普遍且盛行。

與當時對許多的庶民判決一樣，這項判決很快在法律訴訟程序中得到確認。這名不識字老婦人被指控為女巫，送往普通民事法庭的首席大法官艾德蒙·安德森爵士（一五三〇～一六〇五，伊莉莎白一世時期的首席大法官）和其他法官面前受審。安德森是惡名昭彰的女巫審判法官，這讓老婦人的處境更加危險。然而，在庭審的過程中，並非所有人都相信她的罪名，也不乏支持者。事實上，許多旁觀者明顯站在她這一邊，認為指控她的少女瑪麗是個騙子和詐欺者。面對這些聲浪，安德森法官置若罔聞。他判定伊莉莎白有罪，處以一年監禁，還要多次戴上頸手枷示眾。

第一章 神祕病

伊莉莎白被判為女巫，並不是故事的結束，我們很快就會看到，在瑪麗的審訊中，有人提出了截然不同的解釋，認為她所受的折磨並非巫術所致。但是，法官和陪審團都不接受這樣的證詞。這種解釋被視為一種另類的觀點，雖然它有悠久的歷史，而且它的最有力支持者是一位擁有一群強大政治界盟友且備受尊敬的人士。他們聲稱瑪麗不是被施了魔法，而是罹患了歇斯底里症。這個詞源自何處？這是個什麼樣的疾病？這個疾病的發展演變史就是我們要探討的主題。

歇斯底里症是一種病理現象，具有引人入勝且曲折多變的醫學史和文化史。這種疾病幾世紀以來似乎不斷地改變它的症狀和表現方式，一點都不令人感到驚訝。因為這是一種即使是那些堅持其真實性的人，也承認這個如變色龍般的疾病能夠模仿其他任何疾病的症狀，而且似乎還能隨著所處的文化而改變其症狀和表徵。

在十九世紀，一位美國神經科醫生暨小說家塞拉斯・維爾・米切爾*發明了著名的「休息療法」

（rest cure），曾廣泛用於治療這種令人飽受折磨的疾病的方法，且因每年數百名歇斯底里患者湧入他在費城的診所接受治療而致富。然而，他和大多數的醫學同行一樣，對眼前的許多現象感到困惑：昏迷、發作、癱瘓、窒息、扯頭髮、情緒極度不穩定，這些症狀都沒有明顯的器質性病變。他認為，歇斯底里症是「所有尚未命名的女性疾病中，一種難以歸類的病理現象」，這種狀況大大的挑戰了他的理解力和治療技巧，所以他經常用惱怒或不耐的語氣稱它為「神祕病」（mysteries）[1]。就像那些曾經對其謎團感到絕望的醫生一樣，也許敢於為如此難以捉摸的主題寫一本有關其發展史的歷史學家，有一天會後悔自己冒險從事了這樣一個徒勞無功的薛西弗斯式的任務。也難怪加拿大裔美籍歷史學家愛德華．肖特[†]會感嘆道：「寫一部如此捉摸不定的事物的歷史，其意義和內涵一直在變化，這就像試圖寫一部關於灰塵的歷史一樣，毫無意義。」[2]但也有可能像我一樣，陶醉於歇斯底里的模糊不明和矛盾之中。

歇斯底里症到底是「真實的」還是虛構的、是生理的還是精神上的疾病呢？這是否形成了一種不言而喻的抗議方式，代表著一種相對沉默的性別的象徵性聲音，因為她們被禁止以口語訴諸自己的不滿，所以創造了一種肢體語言？又或許這只是一個精心設計的詭計，一種複雜的偽裝和操弄，因此令人感到困惑與憤怒的患者應受到嚴厲的指責和懲罰？或者，有另一種可能，歇斯底里症不過是一種疾病診斷的垃圾桶，透過語言將各種各樣的抱怨胡亂地拼湊在一起，見證了醫學神話、無知和不理解？

在不同的時期，有時這些主張能分別同時得到擁護者的支持。難怪二十世紀中葉著名的英國精神科醫生艾略特・斯萊特（一九〇四～一九八三）輕蔑地提到這樣的診斷是「對於無知的掩飾和諸多臨床上錯誤的最主要源頭……那不僅是一種錯覺，也是一個陷阱」[3]。

面對這樣的矛盾和不確定性，我們該如何繼續探索呢？我們又該如何定義我們要研究的主題呢？如果我們只是宣稱要研究的主題是「疾病所呈現的外顯行為」，其實無所助益。這樣做不僅避開了其中一個具爭議性的問題，還迫使我們得要事後諸葛般胡亂質疑人類歷史長河裡的醫生和患者。當然，到了二十世紀，大多數醫生已經確信歇斯底里症是一種心理疾患，「一種透過身體的失調來表達心靈的痛苦。」[4]但在此之前的幾個世紀，醫生們一直堅稱歇斯底里症是一種「真實的」軀體性障礙，而那些飽受歇斯底里症折磨的人也大多如此堅信，直到現在仍然如此。有時候，患者的這種堅持被證明是正確的：在精神分析的全盛時期，所有曾被診斷為歇斯底里症的病症，後來被證實都有其生理性原因，這種疾病分類上的謬誤，可能會對當事人造成深遠，甚至是致命的後果。[5]

此外，對過去患者的「真實」病情進行回顧性診斷，其危險性是顯而易見的。這種事後的質疑不

＊譯注：塞拉斯・維爾・米切爾（一八二九～一九一四）是美國醫生、科學家、小說家和詩人。

†譯注：愛德華・肖特（一九四一～）是出生於美國的加拿大歷史學家，現任多倫多大學醫學院醫學史教授兼漢娜講席職位。其專長為醫學史和精神醫學。

過是臆測，毫無幫助。因此，總的來說，這本書是一部關於歇斯底里症的傳記，主要從當時的人如何觀察和理解這種現象的角度來寫的。我承認，與過去的其他診斷一樣，我們當前的醫學理論也並非完美無誤，也可能會將歇斯底里症區分為數個非常不同的疾病類別。不過，即使如此，也不能提供一個簡單的解決方案，來確定哪些症狀和表現應該包括在歇斯底里症的範疇內。

在各種不同的歷史背景下，對於是否使用歇斯底里這個標籤，基本上是一個爭議不斷的問題，從未有定論。在其他情況下，雖然提出了另一種醫學標籤，但當時的人也承認所討論的兩種標籤之間的區別，是否真的存在且重要的，是有疑問的。因此，在十七世紀和十八世紀，大家對於歇斯底里症、臆病症（或疑病症，hypochondria）、脾臟性鬱症（spleen）和鬱氣（vapors）*之間的區別感到非常頭痛，但對許多有見識的醫生來說，這只是在無謂的細微末節上做區分，而不是描述一組可清楚區別的異常或疾病。在十九世紀晚期，神經衰弱（neurasthenia）或神經虛弱（weakness of the nerves）的症狀定義也同樣存在爭議。有人聲稱這是一種醫學花招，藉以創造一個更能讓那些不願被稱為歇斯底里的男人接受的醫學標籤（儘管令人困惑的是患有神經衰弱症的人，絕大多數都是女性）。

其他人則乾脆把它當作一個方便的虛構術語，同時欣然承認歇斯底里和神經衰弱症之間沒有明確的分別。在第一次世界大戰中，「彈震症」（shell shock）最初被認為是一種神經系統疾病。只是後來，在觀點對立的陣營中那些有見地的醫生，大多數（但絕非全部）轉變看法，認為該症是男性歇斯底里症的流行，並成為主流的醫學觀點（但絕不是所有人都如此認為）。而且，在我們這個時代，關於「慢性疲勞症候群」（chronic fatigue syndrome）[†]、「海灣戰爭症候群」（Gulf War syndrome）和「肌痛性腦脊髓炎」（myalgic encephalomyelitis）等疾病，是否只是歇斯底里症的現代表現，抑或是「真正的」疾病，引發了激烈的爭論。這些模糊不明之處和持續不斷引起激烈爭議的問題，也將是本書對於歇斯底里奇特發展史所要描述的重要部分，我並未忽視它們，而是選擇將它們作為後續論述的核心內容。

這樣一部疾病的傳記或發展史，如果它真的是一種疾病的話，就顯然不能簡化為一個簡單的故事。當然也有其他人嘗試過，對佛洛伊德學派來說，歇斯底里症是典型的精神動力的障礙，其歷史是一個謬誤的醫學唯物主義（medical materialism）與迷信的靈魂附身和惡魔學交替出現的故事，偶爾會有勇敢無畏的先驅者打斷這樣的循環，他們斷然拒絕接受這兩種觀點中任何一種偏頗的論述，並明確

＊譯注：hypochondria、spleen、vapors，這三個詞彙在古代歐洲都意指帶有憂鬱、焦慮不安等情緒、狀態的疾病。

†譯注：慢性疲勞症候群（ＣＦＳ）又稱為肌痛性腦脊髓炎（myalgic encephalomyelitis、縮寫：ＭＥ），現今合稱為肌痛性腦脊髓炎／慢性疲勞症候群（ＭＥ／ＣＦＳ），為一種身體出現慢性的持續性疲勞症狀的病症且無法恢復，診斷的定義是發生期間長達連續六個月以上，並排除已知的疲勞原因後仍是不明原因地感覺疲勞或身體不適。

指出這疾病真正的心理學起源。隨著西格蒙德・佛洛伊德（一八五六～一九三九）的出現，啟蒙運動最終取得了勝利。對於當代著名的精神病學評論家湯瑪斯・薩茲（一九二〇～二〇一二）來說，承認歇斯底里症的非器質性起源，就能夠證明它不足以被視為一種疾病，反之，應被視為一塊在醫學史上製造出許多瘋狂場景的經典場域，因為醫生和患者都在歷史的長河中玩著一場精心設計、爾虞我詐的遊戲。薩茲宣稱，精神疾病根本是一個神話，歇斯底里症或許是精神病學所宣稱的這種神話特性的最佳例證。然而，我不會在本書提出這種過度簡化的論點。

事實上，我們目前所認識的許多疾病（實際上是絕大多數）都是從十九世紀初才開始陸續被確認和認識的。這應該不令人驚訝。對於那些堅信醫學是一門不斷發展的科學的人來說，這點似乎顯而易見，也就是隨著醫學科學的進步，醫學對於病因和病理的理解也不斷演變，新的發現讓我們重新評估傳統的疾病類別，並產生了更複雜的描述和分類。

有些人認為疾病是由社會文化的角度所建構的，除了那些最教條、最頑固的支持者外，其他人都會承認這觀點還有很多值得商榷的地方。隨著我們對身體的理解不斷加深，像是心臟病、肺病或神經系統疾病這類範疇廣泛的疾病類別，不可避免地被細分為愈來愈複雜的疾病群組，其中許多疾病的病名是由「發現」者的名字來命名，偶爾也會以那些不幸的患病者來命名（例如：肌萎縮性側索硬化症〔amyotrophic lateral sclerosis〕，又被稱為盧・賈里格症〔Lou Gehrig's disease〕＊）。有人可能會以更複雜的社會學觀點來看待這些發展，注意到疾病類別可能被政治化（就像同性戀作為一種疾病的建構和解構一樣），這類以特定方式來建構疾病的決定，往往具有爭議且值得商榷。疾病本身並非具有能依照其本質自然且精確劃分的恆定性，而是會受到不同時空文化影響的複雜產物。它們取決於對引發它們的潛在生理和心理干擾的各種解釋。因此，它們（及其界限）不可避免地引起爭議與反覆檢討，而不僅僅是基於新「知識」的積累。我們對疾病的基本觀點仍然是：疾病的範疇是不穩定的，由於病因學和病理分類學總是展現出某種程度的變動，醫生通常也沒有比病人更能擺脫他們所處的時代的假設和偏見。

大多數疾病都是在過去兩個世紀才發現的另一個原因是：在此之前，西方醫學一直不認為疾病具有不同的特異性，甚至是迴避這樣的觀點。事實上，提倡這種概念往往被視為庸醫和江湖騙子的特徵

＊譯注：肌萎縮性脊髓側索硬化症（ALS），也稱為肌萎縮性側索硬化症、漸凍人症、運動神經元病，是一種漸進且致命的神經退行性疾病。盧．賈里格（一九〇三～一九四一）是一位當時相當有名的美國職業棒球選手。從一九二五至一九三九年間效力於紐約洋基隊。貝比．魯斯（Babe Ruth）跟賈里格為同時代的洋基傳奇名將，魯斯通常擔任第三棒，而賈里格通常被安排在魯斯之後的第四棒。他個人最著名的事蹟莫過於創下連續出賽二一三〇場的紀錄，不易受傷且出賽穩定性高，獲得「鐵馬」的封號。但最後卻因為肌萎縮性側索硬化症而提早結束職業生涯。因此又將此疾病稱為盧．賈里格症。

之一。幾千年來，西方醫學一直強調以一種整體性的觀點來看待疾病，這觀點認為疾病的產生都是源自於個人能量平衡系統失調紊亂的結果。診斷和治療的目的就是找出患者體液失衡的狀況與原因，並決定如何使其重新恢復平衡。

到了十九世紀初期，醫生們開始熱衷於嘗試將疾病分類的原則和診斷與臨床觀察結合，並嘗試形成有意義的連結性，或者更有說服力的做法是與實驗室的發現相連結。然而，在更早期的幾個世紀，醫生處理疾病時引用古代醫學之父希波克拉底*和蓋倫†的經典醫學著作，是合理化疾病及其治療方式的標準做法。透過將特定疾病與這些醫學權威的理論相聯繫，近代早期歐洲的醫生（以及接受他們療方的患者）將他們的醫學理念和實踐與一種在當時具有不可撼動、廣泛流傳、具權威性的意義、信仰和行為體系聯繫起來。對醫者自己和他們治療的人來說，他們這套醫學宇宙觀的某些獨特觀點，使得宣揚歇斯底里這項疾病變得十分合情合理。他們對健康和疾病的概念完全是建立在身體和環境、局部和系統、軀體和心理之間的交互影響，元素之間彼此並沒有明確的劃分，換句話說，這些二元論中的每一個元素產生變動都會影響到另一方。部分和整體是不可分割且緊密相連的，無論是身體的哪一部分、心理狀態，還是我們所處的環境，只要其中任何一個部分的不平衡都會威脅到任何人或身體部位的平衡狀態（進而威脅到健康）。

這是一套歷史悠久、關於疾病來源及其治療方法的文化共識，幾個世紀以來幾乎沒有太大的改變。人體被認為是一個與外在環境持續動態互動的系統，各部位緊密相連，以至於局部的病變會產生系統性影響。季節變化和人生中面臨到的不同發展階段危機，都不斷威脅著身心系統的平衡，進而威脅到患者的健康。身體的吸收和排泄都會受到飲食、運動和生活習慣，以及先天體質所影響，以上這些都可能改變體液的平衡，從而改變患者的身心健康。身體的不適會引發心理的困擾，反之亦然。醫生的工作就是辨識為什麼原本健康的平衡被打破了，然後運用他可以使用的工具來調整患者的內在狀態。在治療過程中，「這套古典醫學理論系統提供了一種理性主義的框架，讓醫生既能讓患者放心，並使其醫療服務合乎正統。」6

毫無疑問，女生和男生有著明顯的差異。這些差異性也對女性健康產生重大的影響。因此，古代世界的醫生在解釋各種造成女性疾病和虛弱敏感的致病因時，傾向於將核心因素歸因於女性的生殖系統。對於女性這個獨特的個體，希波克拉底曾在一篇文章如此寫道：「子宮是所有疾病的根源。」

---

*譯注：希波克拉底（約前四六〇～前三七〇年），為古希臘伯里克利時代的醫師，後世普遍認為他是醫學史上傑出人物之一。在其身處的時代，醫學不發達，他卻能將醫學發展成為專業學科，使之與巫術及哲學分離，並創立以之為名的醫學學派，對古希臘之醫學發展貢獻良多，故今人多尊稱之為「醫學之父」。

†譯注：克勞狄烏斯・蓋倫（一二九～二〇〇年，亦被稱為佩加蒙的蓋倫）是古羅馬的醫學家及哲學家。他應該是古代史中著作且流傳最多醫學作品的醫學研究者，他的見解和醫學理論對歐洲影響時間長達一千年之久。

（the womb is the origin of all diseases）這不僅僅是因為女性與男性在基本構造上不同，從根本上來看，女性的體質也較為次等而脆弱：像是她們的身體更潮濕、更鬆散、更柔軟，有類似海綿的肌肉組織。此外，女性的身體也更容易出現失調，例如，青春期、懷孕或分娩、更年期或停經等，都可能會對她們內部體液平衡造成嚴重衝擊（因為她們較為潮濕的體質會產生過多的血液，這些血液需要從她們的身體排出）；或是由於子宮在身體內部四處遊移以尋找水份（或是後來的觀點，認為子宮會散發出脾臟的鬱氣，而這些鬱氣會在體內流竄）。在當時這些紊亂被認為是許多器官病變的根源。西方的醫學理論正是從希波克拉底的觀念發展出來，之後再由蓋倫和其他羅馬評論家對他的醫學著作做了重新詮釋，並在文藝復興時期從阿拉伯醫學重新傳入西方，自此構建了西方世界對於歇斯底里症的古典派理論架構。

透過喬治．盧梭對於柏拉圖著作《蒂邁歐篇》的生動描述，將「子宮視為一種動物：貪婪、掠奪、貪食、不穩定，永遠把女性貶為脆弱、多變的生物」[7]。許多古典時期的醫學作家並不反對這樣的觀點。當然，正如海倫．金*所做的大量研究得出的實證，希波克拉底文集中所有對歇斯底里症的臨床描述，以現代的角度來看算是一種虛構的神話。但在遠古時代的社會裡，那些所謂在體內四處遊走的子宮，以及強調以女性婦科（gynecology）的角度，來解釋眾多歇斯底里症狀的病源，無論是精神或身體上的症狀都可以從中找到解答。這些觀點在羅馬時代得到進一步闡述和討論。

與希波克拉底傳統理論密切相關的古羅馬醫學家凱爾蘇斯（西元前二五～西元後五〇）和古羅馬醫學作家阿雷提烏斯（公元二世紀前後），都採取了子宮在腹部遊走的觀念，並引發了各種身心的病痛。例如，如果它向上移動，就會壓迫其他身體器官，產生窒息感，甚至喪失語言能力。「有時候，」凱爾蘇斯聲稱，「這種病症會讓患者喪失所有的感官與知覺，就像癲癇發作一樣。然而，兩者不同的是歇斯底里患者的眼睛不會轉動，也不會口中流出泡沫，更沒有抽搐現象，只有深深的睡意。」[8]相反的，古希臘醫生索拉努斯（公元一世紀前後）和蓋倫都不認同子宮可以在身體內遊走的觀念，儘管他們承認子宮是導致歇斯底里症狀的器官。這種疾病的表現形式多樣：極端情緒化，以及各種身體不適，從單純的頭暈、癱瘓到呼吸窘迫。還有一種常見的感覺，就是喉嚨裡像是有一個球，阻礙呼吸並產生窒息感，這就是所謂的臆球症（globus hystericus）。

因此，西方醫學有個久負盛名的傳統，將歇斯底里與性別，甚至是與性慾連結在一起，蓋倫就認為性慾不滿足會引起這種病症，因此主張已婚者要以性交，而單身者則要以結婚來作為一種經常有效的治療方法。這種傳統堅定地將一系列奇怪的身體症狀歸因於物質界和女性身體的失調，而不是像其他人試圖把它們歸咎於超自然的力量——是巫術或被惡魔附身所致。這項傳統在英王詹姆斯一世統治

＊譯注：海倫·金（一九五七～）是英國古典學者和醫學人文學科的倡導者。

之初（一六〇三～一六二五），首次在英國法庭上被援引。

正如我們在序言中所看到的，伊莉莎白・傑克遜因為對年輕少女瑪麗施展巫術而被定罪，對當時的許多人來說，這項判決是有充分的事實根據的。然而，有一個人願意挺身而出為伊莉莎白辯護，這人不是她的鄰居，也不是認為年輕的瑪麗是個騙子和偽造者的觀眾，更不是和她有相同的階層或背景的人。相反的，一位英國的醫學菁英份子站上了證人席，試圖憑藉著自己的專業權威來駁斥對她的巫術指控，並提供了他聲稱是由蓋倫和希波克拉底所認可關於歇斯底里的解釋。

乍看之下，倫敦內科醫學院的重要成員愛德華・喬登竟然選擇代表卑劣的寡婦伊莉莎白出庭辯護，實在是令人好奇。喬登的證詞以及他隨後出版的一本關於該案的小冊子，都主張瑪麗罹患了「歇斯底里症」或「子宮窒息症」[9]。換句話說，她的情況不是惡魔附身，而是一種身體疾病。它屬於自然界，而不是超自然界的範疇。因此，對伊莉莎白的巫術罪指控並不成立，她是無辜的。

為了證實自己的主張，喬登迅速指出女性更容易患病，特別是子宮窒息症（suffocation of the mother）。因為子宮與「大腦、心臟和肝臟……密切連結……而且很容易透過靜脈、動脈和神經傳遞到這些部位」[10]。他堅稱，這是一種疾病，其症狀「可怕而駭人，且種類如此多樣，難以用任何方法或範疇來理解」，所以很容易誤導那些輕信和無知的人，他們往往會把它們歸咎於「惡魔附身、巫術或全能者的直接懲罰」[11]。其中一種特別常見的痛苦是「喉嚨的窒息感」[12]，因此這種疾病的通俗名稱就是「子宮壓迫症」。

但在為歇斯底里症狀的多變性辯護時，喬登也讓自己曝露在受嘲笑和反駁的風險下。在作證的過程中，有人問他是否能治好瑪麗，他坦承自己無能為力。他會治療她嗎？不，他不會。瑪麗是在假裝嗎？她是個騙子嗎？不，她不是。（喬登難以同意最後一個問題，因為就在不久前，瑪麗再次被指控其症狀都是裝出來的，而讓她的手受到嚴重燒傷，面對如此嚴酷的試驗，她連眼睛都沒有眨一下或露出明顯的痛苦跡象。）

主審法官艾德蒙·安德森爵士輕蔑地駁斥了喬登的證詞：「那麼，我憑著我的良心說，那與自然無關，如果你不能告訴我它的自然原因，也無法告訴我它的自然治療方法，那麼我會告訴你，它就不是自然的……我不在乎你所提出的判斷。」[13]他告訴陪審團，寡婦伊莉莎白在背誦主禱文和使徒信經時結結巴巴，而且身上有女巫的印記。無論多麼「博學和睿智」的醫生都承認他們對此現象的病因和治療方法一無所知，「給我一個自然的理由，和一個自然的治療方法，否則你的醫術一文不值。」[14]

毫無疑問，陪審團贊同法官安德森的世界觀，他們毫不猶豫地判決伊莉莎白有罪，法官也毫不猶豫地判處她入獄監禁，並戴上頸手枷。但伊莉莎白永遠不會服刑，因為一些有影響力的支持者很快就為她爭取到釋放。某方面來說，大家可能會說她是雙重幸運兒，因為她是根據相對寬容的一五六三年《巫術法》的條款而被定罪的。在她受審後的兩年，《巫術法》被修訂得更加嚴苛，即使沒有造成受

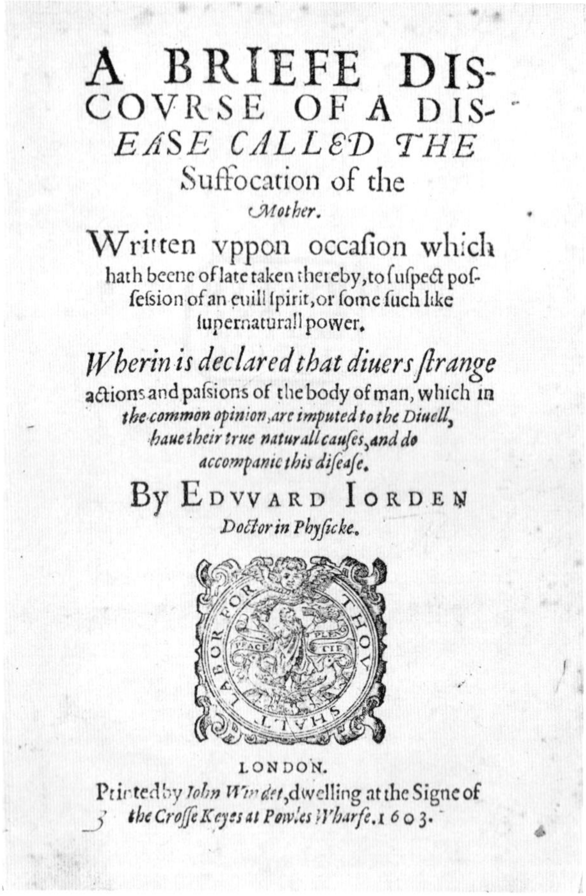
A BRIEFE DISCOVRSE OF A DISEASE CALLED THE Suffocation of the Mother.

Written vppon occasion which hath beene of late taken thereby, to suspect possession of an euill spirit, or some such like supernaturall power.

Wherin is declared that diuers strange actions and passions of the body of man, which in the common opinion, are imputed to the Diuell, haue their true naturall causes, and do accompanie this disease.

By EDVVARD IORDEN

Doctor in Physicke.

LONDON.

Printed by *John Windet*, dwelling at the Signe of *the Crosse Keyes at Powles Wharfe.* 1603.

圖 1 《簡論子宮窒息症》，愛德華．喬登所撰寫的小冊子的封面。（倫敦惠康圖書館）

害者死亡，巫術行為也構成了死罪。

儘管在法庭上被藐視，但喬登對這個案件的事情還沒了結。他在幾個月內製作並出版了一本長篇的小冊子，為讀者詳細闡述了「一種叫做子宮窒息症的疾病」的病因和症狀，這些病痛「在普遍的看法中，被歸咎於魔鬼作祟」[15]。在此之前，他對瑪麗是否是個騙子還有所猶豫，但現在他斷然否認了這一點。他認為她的症狀是由她的子宮和後來的腦部病變引起的，因此，應該尋求醫學的治療方法，而不是神職人員的介入。他在書中寫道：

如果一個人不可能在一門藝術和專業上都表現得完美無缺……那麼在一個涉及人類身體所引起的行為和強烈情感的問題上，我們為什麼不該優先考慮醫學專業人士的判斷，畢竟這個問題涉及到人體（這是醫學專業的適當主題），反而更信任我們自己的想法呢？正如同我們會在其他領域聽取神職人員、律師、工匠等的意見一樣。16

惡臭和芳香的氣味、緊繃的束腰，以及節制的飲食都可以並且應該被用來平息疾病和消除發作。在當時這仍是一個廣泛被忽視或被拒絕的觀點。即使在伊莉莎白被定罪後，瑪麗的症狀仍不斷發作。直到她那對虔誠而傑出的清教徒父母，召集神職人員和虔誠的教徒來到她的床邊為她禱告和禁食，以驅除「她身上的惡魔」。某天，一場對抗突然出現。當聚集的信眾為這個年輕女孩祈禱時，她的身體表現出其內心的騷亂不安。她的身體被抽搐和扭曲折磨著，而且愈演愈烈，直到高潮的時刻來臨，魔鬼似乎離開了她，她大聲呼喊著上帝來了，主已經拯救了她。這對於在場的清教徒來說，她被附身的證據再明顯不過了。因為當年她的祖父在火刑柱上被燒死時，也曾呼喊過同樣的話。他是在女王瑪麗一世短暫的統治期間，伴隨著天主教恐怖統治而釋放的「教皇黨人」的受害者。*他們的宗教、他們的上帝被瑪麗的案例所證明，而撒旦也從她的身體中被趕出來。

正如歷史學家邁克爾·麥克唐納所指出的，正是這種驅魔儀式促使喬登出版這本小冊子。就像喬登在冊子開頭的前幾行中所承認的，「我並不是出於自願做這件事的。」[17]相反的，他是受倫敦主教理查·班克羅夫（一五四四～一六一〇）的委託而撰寫的。以現代的觀點來看，這本小冊子看似是一種推動世俗自然主義以對抗傳統宗教的努力。然而，事實上，麥克唐納認為它首先是一種宣揚宗教的作品，是正統聖公會教徒所參與的兩線戰爭的一部分：一方面，他們反對耶穌會和其他崇拜教皇派的代理人；另一方面，也反對一群清教徒大聲疾呼的主張，他們想要得到英國政府支持。在英女王伊莉莎白一世去世後，蘇格蘭國王詹姆斯六世登上了英國王位，讓這場戰爭面臨了更大的風險，因為這位國王曾在他一五九七年所出版的同名小冊子中展現了他對惡魔學†的熱情。

天主教徒和清教徒都利用他們視為奇蹟的現象，來強化其信仰的合法性和權威性：耶穌會教士可以仰賴精心安排的驅魔儀式來消除超自然的折磨，並進行了一些驚人且廣為人知的驅魔儀式，從而為他們的信仰做了強而有力的宣傳。他們的清教徒反對者將天主教徒的儀式斥為沒有聖經根據的迷信與無稽之談，儘管如此，但他們還是引用了《馬可福音》中的一段經文，據稱耶穌用祈禱和禁食的力量治癒了一個被「使人聾啞的邪靈」所苦的年輕人，以此證明他們為要對付撒旦詭計所開發出的祈禱和禁食這兩項武器的正當性。出於對這兩種宗教的爭鬥愈來愈極端的擔憂，英國政府曾試圖直接壓制這兩個團體，查禁他們的書籍，並對進行驅魔等類似行為的人予以監禁。喬登的文本代表了在這同一宗教鬥爭中的另一種策略，一種知識份子的反擊，旨在貶低這兩種形式的驅魔，從而削弱了那些驅魔者對眾人的吸引力。

班克羅夫主教和他年邁的上司約翰・惠特吉特（將繼任為坎特伯里大主教），兩人都因為嚴厲打壓清教徒而臭名昭彰。幸運的是，他們似乎成功說服了國王詹姆斯一世，讓他也對「傲慢的清教徒」和「迷信的神父」這一對真正的宗教的孿生敵人‡充滿仇恨，他們是國王在一六〇四年所出版的《菸

＊譯注：女王瑪麗一世（一五一六～一五五八），也被稱為瑪麗・都鐸（Mary Tudor），自一五五三年七月起成為英格蘭和愛爾蘭女王，直到一五五八年去世。她在位期間極力恢復羅馬天主教，大力推翻她父親亨利八世所提倡的英國宗教改革。同時否定新教神學的正當性，統治期間迫害與燒死了將近三百名新教徒，反對者稱她為「血腥瑪麗」（Bloody Mary）。此處「教皇黨人」（Papist）是對天主教徒的蔑稱，指信奉教皇權力的教徒。

†譯注：《惡魔學》（*Daemonologie*）是由蘇格蘭國王詹姆斯六世（也就是後來繼位英格蘭國王的詹姆斯一世）所撰寫的書籍，書中以蘇格拉底辯證的形式寫了一篇哲學論文，目的是對魔法、巫術進行論證，同時對於狩獵女巫的做法表達出強烈的贊同。

‡編按：指英國國王詹姆斯一世所認為的正統基督教信仰是英國國教。清教徒與天主教徒之所以被稱為孿生敵人，是因為清教徒和天主教都是基督教的分支，但卻有不同的教義和政治立場，並且都對英國國教構成了威脅。

草反擊戰》＊一書中嚴厲抨擊的對象。班克羅夫將喬登介紹給國王或許並非巧合。不久後，詹姆斯一世放棄了他從前對獵巫的熱情，反而更熱衷於揭穿那些假裝魔鬼附身的騙子和冒牌者。

從這個意義上來說，喬登的論點贏得了勝利，至少在較高的政治層面上如此，甚至有人可能會說，他的著作間接促成了減少「女巫」的法律迫害，並最終消失。然而，在其他層面上，情況則截然不同。清教徒和他們的同情者雖然可能受壓制，在整個十七世紀他們仍然繼續傳播小瑪麗·葛洛芙被附身和驅魔的故事，因為這是他們所信仰的宗教與其真理的一次勝利和見證。而且，在喬登的醫生同僚中，他的小冊子並沒有引起他們太多的注意，很快就被遺忘了。甚至是在喬登寫這本小冊子時，他在內科醫學院的許多同事都表明了他們相信瑪麗·葛洛芙確實被施了巫術。這本名為《簡論子宮窒息症》的小冊子的熱度也很短，很快就消失在眾人的視野中，從未再版，也很少被人引用，剩下的批評只有老鼠的啃囓聲。大家對它所聲稱的疾病徹底失去興趣，直到幾十年後才又死灰復燃。

儘管，現今已不再使用歇斯底里症這個診斷。然而，瑪麗·葛洛芙的病例仍呈現出一些引人注目的特徵和現象，是我們在追蹤歇斯底里症這一奇怪的疾病發展史時，將會一次次遇到的特殊症狀和現象。以她的症狀為例。喪失言語能力和視力，無法吞嚥；手、臂、腿癱瘓；腹部或喉嚨出現莫名的腫脹、呈現窒息感、奇怪的呼吸模式、感覺喪失和反射動作喪失。上述這些都是某種病症的典型反覆特徵，有人推論這是一種存在的症候群，在後來的幾個世紀裡皆被視為歇斯底里的表現形式。接著，還出現了奇怪的姿勢和怪異的面部表情，肢體誇張的扭動和扭曲，以及突然出現非自主性且奇怪的發聲抽搐。雖然我們也會在一些不同的場景中遇到這些現象。至於把身體變成一個圓圈，並且整個人就像是輪子一樣在房間裡滾動的神奇能力，這種被稱為圓弧形拱橋狀（arc-en-cercle）的表演將成為歇斯底里馬戲團的表演特色之一，著名的法國神經科醫生讓・馬丁・沙爾科（一八二五～一八九三）將在十九世紀末的巴黎，擔任此一歇斯底里症馬戲團的演出指揮。當然，最重要的是，所有這些歇斯底里症患者在臺上展演的症狀，都具有極誇張、戲劇性十足的特點，它們給任何有機會目睹這些秀的人留下了深刻的印象，同時也引起大家對這些行為真實性的懷疑，質疑這只是一種虛假的表演。

許多醫生坦承自己對這些奇怪的現象感到困惑，有些人甚至會否定他們所觀察到的是一種自然疾病，這也是我們將會再次觀察到的一個特點。許多人懷疑瑪麗是在裝病，認為這些症狀都是她偽造的，甚至連喬登有時似乎也加入了懷疑論者的行列，瑪麗的許多症狀讓人懷疑，她似乎是為了刻意報復那個虐待和恐嚇她的老婦人。如果伊莉莎白想要她死，她就會以同樣的方式回應：「絞死她！絞死她！」也許這都是瑪麗精心設計的戲碼——裝病，故意利用身體症狀來博取社會大眾同情的計謀。這

＊譯注：《菸草反擊戰》是蘇格蘭國王詹姆斯六世所撰寫的一篇論文。其中表達了他對菸草，尤其是吸菸行為的厭惡。它算是最早的反菸草出版物之一。

些都是這種疾病常見的特徵，比如對患者施予威脅或明顯劇烈的疼痛，都不會對患者產生明顯的影響。

然而，如果這一切都是演出來的，瑪麗·葛洛芙怎麼能夠忍受皮膚被灼傷，或者那似乎要將她燒瞎的火焰呢？在未來幾個世紀的戰爭中，我們將會看到大量士兵因心理創傷而崩潰，並出現「方便的」症狀*，引起周圍人們極大的懷疑，甚至是難以置信。大家認為他們一定是在裝病，或是在捏造虛假的病痛；他們是戰場上的懦夫，失去了戰鬥的意志。他們試圖用緘默、顫抖、突然聲稱失明或癱瘓作為藉口，來逃避上前線的職責。然而，在接受那些旨在揭穿他們偽裝，別出心裁、痛苦和殘酷的治療方式時，他們也會忍受治療過程中所帶來的極大痛苦，並持續表現出可疑的失能病症。

儘管如此，歇斯底里症的男性患者仍然是少數，但並不如普遍認為的那樣罕見，而且這些患者明顯違背了一種普遍的觀點，即這種疾病的根源是在女性生殖器官，更具體地說，是子宮（無論是因為它在體內遊移或其他原因所致），而這也正是歇斯底里（hysteria）這個名稱的含義，它源自希臘語的「子宮」（hystera）這個字。然而，更常見的情況是，歇斯底里的患者是女性。這也是專業精神科醫生基本上放棄此一診斷的時代，「歇斯底里」一詞仍會引起一些常識性聯想。因此，從這個層面來看，瑪麗·葛洛芙正是一個典型的歇斯底里患者，年輕，尤其又是女性（雖然對很多人來說可能有點太年輕了，因為她的初經是在這件事情發生後的幾個月才來的）。性別在歇斯底里症的發展史中扮演著重要且複雜的角色，因此，也許很適合讓一個年輕的未婚女孩成為第一位被視為歇斯底里症的英國知名患者。

對於這位倫敦少女的發作，宗教能否提出另一種解釋呢？這樣的宗教詮釋將會在歇斯底里症這個令人困惑、棘手難治、千變萬化的病症的這本傳記中，再次出現。不過，就如同馬克思顛覆了黑格爾的哲學，在這個過程中，宗教的角色也將被徹底顛覆。如果說神聖和邪惡的力量曾經被用來解釋和治療歇斯底里的症狀，那麼在未來的幾個世紀裡，在一個非宗教的世俗世界裡，歇斯底里將會成為一個貶義的標籤，它會被用來抹殺和汙衊那些極端的宗教體驗——精神恍惚、神遊狀態、身體折磨——也就是這些在過往早期數代基督徒們認為惟有聖徒才具備的神聖性意志和行為表現。

＊譯注：「方便的」症狀（convenient symptomatology）是一個醫學術語，是指病人出現一些不真實的症狀，方便自己能夠達到某種目的或逃避某種困境，但是對於找出真正的問題或治療病情卻是不利的。例如，有些士兵為了逃避戰爭，就假裝失明或癱瘓。

第二章　神經學

一七八八年，當英王喬治三世*第一次失去理智時，他對著所有願意聽他說話的人大聲宣稱：「我很緊張，我沒有生病！但我就是很緊張不安，如果你想知道我到底怎麼了，我就是很緊張不安！」[1]不幸的是，他的朝臣和醫生都不相信他。他們說國王瘋了，而且很快就對他進行了各種殘忍的治療，像是放血、起水泡、挨餓、催吐和通便、綁在椅子上、威嚇、套上緊身衣、鞭打並與外界隔絕。現代歷史學家普遍認為，他的幻覺、妄想和胡言亂語很可能是一種遺傳性代謝紊亂——紫質症†的副

* 譯注：英王喬治三世（一七三八～一八二〇）晚年備受精神問題困擾。

† 譯注：紫質症（porphyria），大部分是一種顯性的遺傳疾病，這種遺傳疾病的病因乃是由於血基質（heme）的酶出現異常所致。血基質是合成血紅素的核心要素，因功能異常造成患者的血基質前趨物在體內堆積，而這些化合物對人體具有毒性。依照所缺乏的酶的種類，紫質症大致分為三種，一種是只有皮膚出現症狀，像是出現異常斑點或是對太陽光異常敏感，第二種則是會出現精神或是神經系統方面的症狀，例如精神異常、混亂、肢體無力、幻覺，或是自主系統失調的症狀；第三種則是同時出現皮膚和精神或神經方面的症狀。

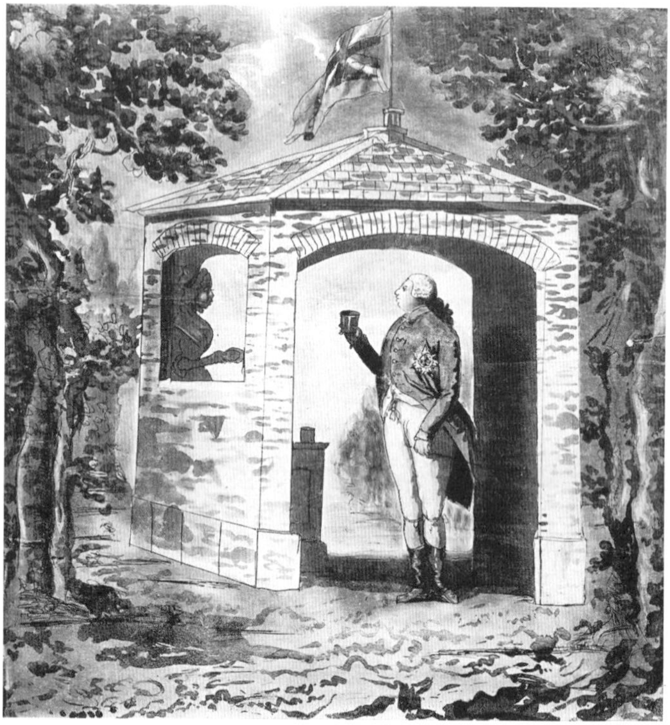

圖 2　喬治三世在切爾滕納姆取水。長期以來，水療法一直是治療「神經」疾病的時尚療法。（倫敦惠康圖書館）

作用，這種疾病會使他的尿液呈現紫色。當然，國王的精神紊亂實在是太嚴重了，而不能只斷定為歇斯底里。但他對神經緊張的說法反映了其臣民的心理狀態，他們中間有許多人也患有神經錯亂（disordered nerves），這已經成了當時的流行病。這種理解疾病的方式，在一個世紀前甚至對於大多數學者來說都不甚合理，而現在已經變成了普遍接受的說法，無論是彬彬有禮的上流社會還是庶民百姓都熱情地採用了這種新名詞。在這些「神經失調」（nervous disorders）中最重要的是一系列被稱為歇斯底里、臆病、鬱氣和脾臟性鬱症的症狀。

在十七世紀的最後三分之一，歇斯底里症的病因從希波克拉底醫學和蓋倫醫學中的子宮起源，轉變為一種神經疾病（nervous complaint）。首先，這樣的轉變主要得歸功於兩方面，一是牛津大學薩德萊講座自然哲學教授，同時也是保皇派的湯瑪斯．威利斯*的相關研究和著作，以及他的清教徒同儕兼競爭對手湯瑪斯．席登漢姆†隨後所發表的聲明。席登漢姆以強調臨床的實務觀察而非教科書上的理論知識而聞名當世，醫界同行通常尊稱他為「英國的希波克拉底」。除了古老的希波克拉底提出關於疾病是源自於血液、黏液、黑色和黃色膽汁四種體液的系統性紊亂觀念之外，這些傑出醫生開始探索另一種身體調節系統，即神經系統（nervous system），作為人體狀態失衡和精神虛弱的新病源。在某些層面來說，這些想法顯然與傳統觀點相悖，但神經與血液循環的概念類似，因此可以納入當時幾乎普遍接受的疾病模型中。

對十七和十八世紀的英國人來說，各種疾病都是體質引起的，是體內系統性失調的症狀，在本質

---

*編按：湯瑪斯．威利斯（一六二一～一六七五），英國醫生，在解剖學、神經學和精神醫學的歷史上發揮了重要作用，並且是皇家學會的創始成員。

†編按：湯瑪斯．席登漢姆（一六二四～一六八九）英國醫生，著有《醫學觀察》（*Observationes Medicae*，一六七六）一書，該書成為兩個世紀以來的標準醫學教科書。

上具有系統性。局部出現的症狀往往只是體內平衡的深層紊亂的表徵，而這種失調的表現形式又取決於個人的遺傳和環境因素。因此，他們不認為不同疾病間有特異性＊。這也意謂著不僅是歇斯底里，其他疾病也都有變化和轉移的可能，會在病程中擴散到身體不同部位，並變異為不同的（甚至是更危險的）疾病類型。因此，治療方法通常是透過瀉藥、催吐劑、放血和出汗等方式，把病邪排出體外，或者透過反刺激的方式將病邪從人體的重要器官轉移，並透過一條通道將疾病排出體外，例如：起水泡、放膿、埋線（setons）等途徑。

在查理二世於一六六〇年復辟之後的幾年間，威利斯持續致力於探索大腦和中樞神經系統的解剖學。儘管大部分實際的解剖工作是由技士理查．洛爾（一六三一～一六九一）完成的，但威利斯基於這些觀察所提出的理論，為全面重新評估神經系統在賦予人體生命方面的性質和作用奠定了基礎。

（他於一六六四年宣稱）神經（神經系統）的解剖學，比動物身體任何其他部分的理論更能提供令人愉悅和有益的思考：因為我們可以藉此來揭示發生在我們體內的許多活動和情感的真正原因，否則很難解釋它們為何發生。而且從這個泉源，也可以發現那些通常被歸咎於女巫咒語的疾病和症狀的隱藏因素，並獲得令人滿意的解釋。[2]

心智和身體在大腦和神經系統中相遇，並以某種方式交互作用，而威利斯認為「動物精氣」（animal spirits）†是指揮和控制身體的一股強大力量，動物精氣的失調可以解釋各種疾病和病理現象。他創立了一個新的醫學領域，並將之命名為「神經學」（neurologie），這個領域關注的是許多人認為是身體中「首要被重視」或「最高尚」的器官。

威利斯出身平凡，相貌平平，舉止樸實，深受口吃之苦，但用十七世紀的術語來說，他是一位卓越的自然哲學家‡。在克倫威爾執政時期，他因同情英國保皇黨而被邊緣化，他最初的臨床實務工作也只帶來少許成就。那些有錢有勢的病人基本上都選擇了最有名望的紳士醫生看診，而對他敬而遠之。作為一名醫生，他不得不選擇在牛津附近的集鎮上四處行醫。即使在王政復辟之後的幾年裡，他仍然持續花費很多時間對大腦和神經進行實驗研究，並檢視了大腦和神經與感覺、動機、思想和行為

* 編按：特異性指的是每一種疾病都有一個特定的病因或病理機制。

† 編按：動物精氣是一種古代哲學和醫學中的概念，指的是在人體中流動的一種微細的物質，它能傳遞神經信號，控制身體的運動和感覺，並與心智和靈魂相關。動物精氣的理論由希臘哲學家亞里斯多德提出，後來被歐洲的醫生和科學家延續和發展。

‡ 編按：自然哲學是對自然界和物理宇宙的哲學研究，它是現代自然科學的前身。在十九世紀之前，自然哲學是物理學的通稱，所以 nature 是指物理學，也就是對自然現象的科學解釋。

之間的假定關係，他在一六六〇年代移居倫敦之前不久，就已經開始用拉丁文出版了許多關於這方面的研究主題。他繪製的解剖圖清楚地展示了他對大腦有著截然不同的全新概念，因為他使用了防腐劑，使他能夠看到前人無法發現的大腦結構，例如，大腦表面的皺摺（folds）和裂溝（fissures），將大腦區分出不同的腦區和特徵——腦幹、橋腦、延腦和位在大腦底部的動脈環（至今仍然被稱為威利斯氏環）——小腦和大腦皮質的皺摺、中腦結構的視覺化呈現，所有這些都標誌著對大腦的物理現實*和大腦作為思想的器官的作用，有了戲劇性的理解角度與概念上的定義。

後來，威利斯於一六六七年遷居到這座大都會，這一舉動後來證明了是他邁向成功的重要關鍵。這位博學卻不太討人喜歡的醫學家，直到此時才在時尚界和社交界得到令人豔羨的聲望。在他去世後，他的著作很快被翻譯成了淺白的通俗語言，加速了他對一般疾病的根源，特別是對痙攣性疾病的一些激進觀點的傳播。威利斯所列舉的這些痙攣性疾病不僅包括了癲癇（epilepsy）或墮落的疾病（falling sickness）†，還有一系列涉及歇斯底里情緒和臆病症（或疑病症）的病症。

他曾經斷言，導致歇斯底里和類似疾病的病理學根源在於「大腦和神經系統」。它們涉及感覺、運動和意識的紊亂，這些症狀雖然與真正的癲癇的「全身性驚厥」症狀不符，但他認為兩者之間同屬一個關係密切的疾病家族。（十九世紀著名的法國神經科醫生讓．馬丁．沙爾科也有類似的想法，因此他經常使用「歇斯底里癲癇症」〔hystero-epilepsy〕這個名稱。）精神紊亂的主因正是動物精氣的

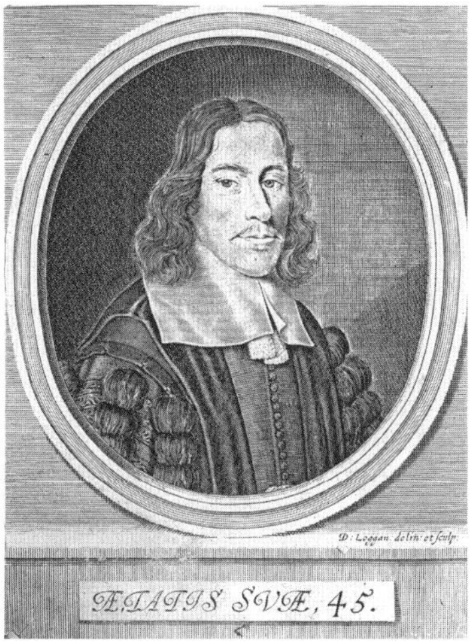

圖3　湯瑪斯・威利斯（一六二一～一六七五），「神經學」（neurologie）一詞的創造者，牛津大學薩德萊自然哲學講座教授。（倫敦惠康圖書館）

「某種汙染」影響了大腦神經一開始的運作，「至於由此所發生的失調或混亂……都是繼發性症狀。」[3]

威利斯清楚地意識到，當他提出這些主張時，無異是挑戰和反駁了已歷經了數千年歇斯底里症的傳統觀念。他承認，這種「半該死」的疾病

> 的確在女性疾病中惡名昭彰，以至於……歇斯底里症被誤認為是許多其他病症的原因：因為無論何時，只要女性身體出現了不尋常或難以解釋的病症，其病因隱匿不明，治療方法也無從確定，我們就將這一切都歸咎於

＊編按：指大腦作為一個物理系統的客觀存在和特性，它包括大腦的結構、功能、化學、電生理、代謝等方面。

†譯注：墮落的疾病主要是指出現癲癇症狀的患者。在基督教盛行的年代，具有癲癇症狀的患者大多被視為邪靈或是惡魔附身，認為他們是精神意志上的墮落才會讓惡靈占據了他們身體。隨著基督教的急速擴展，修道院的聖徒，也開始收留及支持在當時被稱之為「墮落的疾病」的癲癇患者。

子宮這個萬惡之源的惡性影響……並在每一種不尋常的症狀上，我們都宣稱它是歇斯底里的表現。

這種病症所引起的症狀涵括的範圍相當廣泛：

覺得腹部底部有一種鼓動感，並向上升起，就像有一個圓形的東西在裡面一樣，接著是打嗝，或試圖嘔吐、腹脹和腹腔內有咕嚕聲，伴隨著一陣風的爆發，呼吸不平穩且受到嚴重阻礙，喉嚨有一種窒息感，眩暈或翻白眼。經常大笑或大哭，說些荒謬的話，有時失去語言能力，動也不動，脈搏微弱或消失，臉色蒼白，有時面部和四肢會出現抽搐，有時全身都會產生劇烈的痙攣，但全身性驚厥很少發生，除非病程已經到了最嚴重的發作階段……我觀察到這些症狀出現在未成年的少女身上，也出現在停經的老年婦女身上；沒錯，有時同樣的情緒激烈困擾也會出現在男性身上……[4]

這裡有一些觀點是與傳統的看法更加背道而馳的。希波克拉底和蓋倫的著作認為，女性占了人類的一半，其所遭受到許多疾病的根源是子宮，對於那些被貼上歇斯底里標籤的女性而言，這一點更是無庸置疑的。威利斯冷冷地承認：「大多數古代的，甚至是現代的醫生，都把這一切症狀歸因於子宮上升和從子宮上升的鬱氣。」在威利斯之前，也就是在不到四分之一個世紀前的一六五一年，以發現血液循環而聞名的威廉．哈威，也對古代的共識發表了新的支持性言論。他認同歇斯底里症是一種女性疾病，也許是最典型的女性疾病。他說：

因為子宮是一個最重要的器官，它會讓全身與其產生共鳴……當子宮上升或下降，或以任何方式移位，或痙攣發作時——那麼，精神失常、譫妄、憂鬱、情緒的狂暴等，就會如同被施了魔咒一般，控制著受影響的人，而這一切都是因為子宮處於不正常狀態。[5]

威利斯對此完全不屑一顧。他表示：

前一種觀點雖然是基於古代的主張而提出的，但似乎不太合理，因為無論是處女還是寡婦，子宮的體積如此之小，而且被周圍的組織緊緊地固定住，不可能自行移動或離開原位，即使有移動，也感覺不到；至於那種從鬱氣推論的俗套觀點，我們早就駁斥了，認為它完全是無稽之談，毫無根據……[6]

古代所謂的子宮四處遊移的這個概念，在十八世紀被傑出的義大利醫生喬瓦尼・巴蒂斯塔・莫加尼（一六八二～一七七一）證實為在解剖學上是不可能的。他是經典著作《以解剖學對疾病部位和病因的研究》（一七六一）的作者，這本書是他六十年來努力的成果結晶，他以他的權威支持了威利斯的結論，認為在歇斯底里和臆病症的病例中，「主要病變是在所謂的神經系統。」[7]這個曾經被視為異端邪說的觀點，到了十八世紀中葉，已經變成了一種陳腔濫調。

這一轉變之所以發生，部分是肇因於威利斯對神經失調的看法，獲得同時代的傑出清教徒競爭對手湯瑪斯・席登漢姆廣泛的認同（儘管後者對大腦解剖不感興趣，也不認為它有任何臨床意義）。席登漢姆堅信「沒有一種慢性疾病如此常見。」他聲稱，在他的病人中有多達六分之一相信自己是罹患了歇斯底里症，他們是「一堆雜亂無章現象」的受害者。他對此並不感到驚訝，他認為：「除了那些勞碌和艱苦的女性外，甚少有女性（而這個性別（正如他巧妙指出的）占了成人的一半）完全不受這種疾病的影響。」事實上，不僅僅是女性應該被診斷出來：「還有一些男性因為努力學習而久坐不動，也會受到同樣的困擾。」當然，這些男性的不適常常被貼上不同的疾病標籤。他表示：「當我們將判斷為由脾臟和其他內臟阻塞障礙引起的臆病症與抱怨，與被診斷為歇斯底里症女性的症狀兩相比較後，我們發現它們之間有很大的相似性。」事實上，「臆病症（我們歸咎於脾臟或內臟的某種阻塞）和歇斯底里症一樣，就像一個雞蛋和另一個雞蛋。」胡言亂語、難以理解的談話、可怕的抽搐、嘔吐、窒息感、劇烈的疼痛和心跳，以及一種「更加紊亂」的精神狀態，這些只是暗示了歇斯底里可能會以多種不同的形式和樣貌呈現。因為「這種病不僅因為它的常見而引人注目，還因為它的表現形式多樣，就與人類的大多數疾病一樣」。它可能在身體的任何部位表現出來，而且無論出現在哪裡，「它立刻會在那裡產生一些特有的症狀，因此，除非醫生是一個有判斷力和洞察力的人，否則很容易會誤判，並認為這些症狀是由這個或那個特定部位的某種基本疾病引起的，而不是由歇斯底里的激動情緒所致。」[8]

不過，席登漢姆對歇斯底里的觀點在一些重要概念上，仍然與威利斯的有所不同。患者表現出來的生理症狀並不是他審視這種疾病的核心觀點（儘管他承認「它有時會引起可怕的抽搐」），換句話說，他認為這些患者的症狀「不能以此成為辨識此疾病的共同原則以及解釋的根據……」。席登漢姆認為，先前那些病史中曾出現相關症狀的患者，「精神障礙」（disturbances of the mind）才是導致這種疾病的主要原因。由此可知，威利斯的觀點與心理學保持了距離，他採用了化約論生理學*而非心理學的角度來解釋神經失調。相比之下，席登漢姆注意到「歇斯底里或臆病症發作時」，患者經常出

*編按：這是一種認為生物現象可以用物理和化學原理來解釋的觀點，它將生物系統分解為更小的部分，並忽略了整體的複雜性和互動。

現具有情緒抑鬱的併發症，而這才是此類疾病的核心。他認為：

他們的不幸不僅來自身體的嚴重不適，在心智上也更加紊亂傾軋，這種疾病的本質是伴隨著無法治癒的絕望感。以至於他們無法忍受被醫生告知他們有康復的希望。他們很容易想像自己要承受人類所有苦難，並且預測自己會遭遇最壞的事情。

這些強烈的情感——「悲傷、恐懼、憤怒、不信任和其他令人厭惡的情感」——不僅是歇斯底里發病的關鍵要素，也是其病程的核心要素。許多患者表現出異常的情緒不穩定：「一切都是如此反覆無常。他們毫無節制地愛上人，但很快又會毫無理由地恨惡對方。」[9]然而，這些特徵並不令人意外，因為在某些重要層面上（雖然仍然不清楚且難以明確描述），神經系統開始被視為連結物質世界和精神領域之間的介面。

十七和十八世紀的醫生在診斷的過程中，很少將手放在患者身上進行觸診，因為他們憑藉的是大腦的思維判斷，而不是透過手的敏銳度去觸碰患者身體來作為診斷的基礎，即使有時候直接觸診患者身體是必要的診斷步驟，他們仍然傾向將遭汙名化的觸診任務交由地位較低的外科醫生，而不屑紆尊降貴地親自動手。不可避免地，這種忽視身體檢查的做法直接導致了各式各樣的診斷錯誤。最著名的案例出現在溫泉小鎮巴斯，一群名流醫生誤診了大衛．休謨*的病情，他們向這位著名哲學家保證，他的「膽汁性」（bilious）症狀是可以完全治癒的，只要透過改變飲食和養生的生活方式，以及飲用難聞的硫磺水就能痊癒。當英國頂尖的外科醫生約翰．亨特打破慣例去觸診休謨的腹部，並清楚地感覺到那個會很快奪走他生命的惡性肝腫瘤時，那些名醫們絲毫不感到困惑或不安。無論如何，奧古斯都時代的所有醫療從業者顯然都缺乏當今用來鑑別疾病的關鍵診斷技術。因此，我們可以理解在當時醫學界使用「歇斯底里症」和「臆病症」這樣簡化的疾病標籤，勢必會涵蓋到許多不同類型的病症，包含了模仿其他各式各樣不同類別疾病的樣態，必然也會將許多今天會被歸入完全不同的神經病理學領域的病症納入其中——這提醒了我們：進行回顧性診斷（retrospective diagnosis）†，的危險和困難，以及只因為「歇斯底里」這個標籤已經存在了幾個世紀，就認定它所展現的狀態和內涵都會保持不變，那麼這會是個愚蠢的假設。確實，在十七和十八世紀被醫生診斷為歇斯底里的人當中，有些在今天會被認為是患有癲癇、多發性硬化症（multiple sclerosis），或三期梅毒（syphilis）的併發症，或

---

*編按：大衛．休謨（一七一一～一七七六）是蘇格蘭啟蒙運動重要人物，是哲學家、歷史學家、經濟學家、圖書管理員和散文家，他留傳至今的影響力主要是關於哲學經驗主義、懷疑主義和自然主義體系。於一七七六年因腹部的癌症而死亡。

†編按：意思是利用現代的知識、方法和疾病分類，來判斷已經死亡的患者（有時是歷史人物）所患的疾病。

患有惡性腫瘤，因為某些腫瘤也可能會呈現出較詭異的身體疾病。但是，診斷過程中的「錯誤」不是只有一種面向。正如席登漢姆提醒我們的那樣，還是有一些十七和十八世紀的患者，並沒有被診斷為歇斯底里症，但如果換了一個醫生或另一個時期，他們很可能會被診斷是歇斯底里症。

歇斯底里症（連同臆病症、鬱氣和脾臟性鬱症，這些標籤多少可以互相替代）以「神經質」（nervous）這個新名詞出現，包含了另一種傳統精神疾病——憂鬱症（melancholy）——的輕微形式。在希波克拉底的體液醫學中，臆病症源於黑膽汁過量，黑膽汁則被認為是來自脾臟（spleen）。因此，臆病症（hypochondria）和憂鬱症（melancholy）這兩個術語在體液醫學的時代是同義詞。當時認為膽汁過量會產生有害氣體並上升到頭部，從而造成認知和情緒的混亂。然而，歇斯底里症或臆病症逐漸與瘋人院裡各種嚴重形式的精神病症區隔開來。無論是從患者的社會地位、接受的治療方式，還是他們的預後情形來看，「神經質」患者在這些方面愈來愈被認為與其他更加嚴重樣態的精神錯亂患者有很大的不同。

躁症（Mania）、失智症（dementia）和更嚴重的憂鬱症（melancholia），這些精神障礙通常統稱為癲狂（lunacy）或精神錯亂（insanity）——它們不僅代表患者出現了一種更為嚴重的疾病綜合症徵兆，就疾病的本質來看，還是一種不同的存在狀態。失去了「靈魂的主權」和「人類的核心特質」——也就是理性，徹底瘋狂的受害者陷入了一種野蠻的麻木和無能為力的狀態。文明的外衣被撕去，取而代之的是無法克制的言行、語無倫次的混亂、難以理解、威脅恐嚇、憤怒，以及不可預測的突發性暴力行為，暴露了內心的野獸。用十八世紀初尼古拉斯・羅賓遜醫生的話來說，它們是「人類可能遇到的最陰暗的自然景象……幾乎比上帝所創造出有生命的受造物中的野蠻物種更加卑微」。[10]正如威利斯半個世紀前所極力主張的那樣，他們的凶猛狂暴只能透過紀律加消耗的混合治療方式來馴服，這些措施旨在壓制「精神的狂亂和靈魂的高漲」。儘管如此，這群人幾乎超出了正統醫學治療的範疇，而需要以強制性甚至是暴力的方式介入，這些措施旨在促使患者「對那些他們認為是折磨他們的治療者表示尊敬或敬畏」。因為事實是，「狂怒的瘋子在一個狹小的房間裡，受到懲罰和嚴厲的對待，比用藥物或藥劑更快也更有效地治癒。」[11]

歇斯底里症與上述疾病不同，雖然它會持續很長一段時間，但可以用消炎藥等標準療法來治療：注意飲食和生活方式，調節身體的排泄、放血、清瀉和催吐。威利斯認為，歇斯底里症的患者「通常是藉由溫暖的關懷和溫和的藥物來治癒」。[12]他和席登漢姆試圖將這種疾病與神經聯繫起來的努力，起初並沒有得到醫界廣泛的認可，甚至是其他任何醫界成員的關注，只除了少數菁英醫生之外。凱薩琳・威廉姆斯曾對十七世紀的手稿進行了研究（醫生的私人筆記本，以及女性撰寫的治療疾病的食譜），並記錄下傳統的歇斯底里症是源起於婦科的觀念在當時仍持續流傳，儘管這些地位崇高的都市醫生認為這是荒謬的想法。但至少在新世紀的前三分之一，有愈來愈多的醫療從業人員，以及同樣重要的，那些他們想要服務的富裕上流階層，對歇斯底里症的神經病因學的概念有了更深的了解和認同。

在醫學專業領域裡，神經性情緒理論（theories of nervousness）*之所以受到青睞，部分原因在於應用機械論的解釋，試圖分析醫學現象的做法，愈來愈受歡迎。尤為顯著的是通常被稱為「物理醫學」（iatromechanical）的趨勢，這類醫學的趨勢背景是源於新牛頓科學的廣泛文化威望。在十八世紀早期，這種以機械術語為基礎，並援引物理定律和過程（有時是化學原理和知識）的解釋方式大量出現，並成為了解釋各種身體疾病的標準。透過威利斯和席登漢姆的學生以及後繼者的努力，這個新觀點受到了廣大非專業人士的歡迎。他們認為「動物精氣」可以迅速或緩慢地通過構成大腦和神經系統的精密的細管或纖維網路來影響全身，而這個新概念也快速地流傳開來，並獲得廣泛的認同。

當然，神經並不是歇斯底里症和臆病症患者在生理上唯一可能的致病禍首。倫敦醫生約翰·珀塞爾（一六七四～一七三〇）就認為，根本問題不在於神經系統，而在於「胃和腸道。因為在歇斯底里發作之前，可以聽到患者胃部的咕嚕聲與感覺到腸道的沉重和不舒服，這些都是明顯的證據」。接著，來自這些部位的「鬱氣，上升到頭部」而引起了具明顯特徵的「歇斯底里發作……這是一種比任何其他疾病都更普遍地折磨人類的疾病；就像變形蟲一樣，它可以自身轉化成幾乎所有可以想見之病症的症狀和表現……」[13]但他的許多同事則傾向追隨他們傑出的十七世紀前輩們的觀點，將神經系統整合在內。約翰·佩奇在一六九八年出版了《少女、孕婦、已生育婦女和寡婦疾病通論》，這本書主要是對席登漢姆的理論加以改寫。僅僅在十多年後，伯納德・曼德維爾†將相關的觀點以文學作品的方式廣泛地傳播，書中以醫生菲洛皮里奧和患者父親米索姆貝頓之間的對話形式呈現，闡述了他對男性的臆病（Hypochondriack）和女性的歇斯底里（Hysterick）情緒的觀察，俗稱為男性的「Hypo」，女性的「Vapors」的討論，他有意識地運用了這種文學手法，來「向患者提供相關的資訊」，而不是為了要「教導其他醫療從業人員」[14]。著名的大都會醫生理查・布拉克摩爾爵士（一六五四～一七二九）和倫敦最古老的瘋人院貝特萊姆‡的一位院長尼古拉斯・羅賓遜也都對這個論點表示了高度的肯定和贊同。

羅賓遜可能是這批人中最直白的化約論者，他試圖完全以「機械性觀點」來解釋各種「心靈的變化」。無論是簡單的「精神低落」，還是徹底的「心智瘋狂和癲狂」，他都認為精神失調的起因都可以在「〔神經〕纖維的運動變化」中找到答案。他輕蔑地評論說，其他人「準備把這一切都歸咎於一時的心血來潮，或是一個錯誤的幻想」。他堅決不同意他們的錯誤觀點。他以典型的好鬥姿態堅稱，

＊編按：最早是由威廉・詹姆士（William James）和卡爾・朗伊（Carl Lange）兩位學者在十九世紀末提出的，他們主張情緒是由生理變化引發的，而不是由心理因素或意志決定的。

†譯注：伯納德・曼德維爾（一六七〇～一七三三），英荷哲學家、政治經濟學家和諷刺作家。

‡譯注：貝特萊姆成立於一二四七年，後來這個詞也意指「瘋人院（Madhouse）」。

「我不認同。」

所有的思想本身都可以從一種規律的思考方式開始，而推斷出動物纖維的運動變化……不可能在心靈受苦的同時而身體不受任何影響……，因此心靈的每一次變化都意謂著身體器官也產生了變化；人類的智慧也無法理解，心靈如何能在神經纖維沒有任何變化的情況下，從一種歡快的、開朗的狀態中，頓時陷入一種悲傷和沮喪。[15]

無論是在十八世紀還是現在，羅賓遜和其他試圖將「心靈能力」視為附隨現象（mental faculties epiphenomenal）*的人一樣，他顯然沒有意識到，當他試圖說服他人相信自己觀點的正確性時，無論是透過不斷重申自己的立場，還是透過合理的論證，此舉恰與其論點相矛盾。他總是堅持說：「很明顯……」

只要不違反事物（在此為心靈）的本質，每當我們心靈感到不安、情緒低落或沮喪時，都充分證明了指揮心靈運作力量的工具受到了影響……當神經……處於良好狀態時，它們透過任何感官所傳達的想法都會是規律、適切和清晰的，基於這些想法，理解力會按照自然的法則來判斷和確定事物的本質……但如果這些器官的結構或機制發生了紊亂，機器的彈簧就會失靈，難怪心靈會察覺到變化，並受到影響。[16]

如果說歇斯底里症是「機器運作失靈」的症狀，而且更令人擔憂的是，在羅賓遜看來，歇斯底里症與瘋狂本身只是程度上的不同，而不是種類上的不同，那麼它（就像它的孿生兄弟臆病症一樣）無疑是一種真正的疾病。所有這些形式的精神異常，「從最輕微的脾臟性鬱症和鬱氣症狀，到最嚴重的憂鬱性瘋狂和癲狂……都不是患者虛構的奇思幻想，而是真實的心理疾病，是源於每當大腦的構造偏離了它的自然標準時，物質和運動所產生的真實的機械性失常所致。」因此，所謂的「一個成功的療癒」取決於所使用的醫療方法，甚至是「大腦的藥物，這是讓患者從這種持續飽受折磨的心理疾病中，得以解脫的必要療方」[17]。在歇斯底里症是一種真正的疾病此一核心主張上，羅賓遜與其他在社會上享有名望的醫生，甚至是那些採用了更細緻的身心互動觀點，並採用了更溫和的治療方式的醫生

＊譯注：附隨現象主義，又稱副現象主義。屬於一種身心哲學，認為基本的物理事件（包括感覺器官、神經衝動和肌肉收縮）與精神事件（思想、意識和認知）之間存在著單方面的因果關係。心理事件完全取決於身體的物理機能，心理自身沒有獨立的存在或因果效力——僅僅是一個表象（appearance）。就像是一般人認為恐懼似乎會讓心跳加快，但附隨現象主義則認為，恐懼源自於心跳加快，而心跳加快則導因於神經系統（異）變的結果。

們的觀點，是一致的。

例如，曾擔任英王威廉三世和安娜女王私人醫生的理查．布拉克摩爾爵士，也堅持認為歇斯底里症是醫學領域的問題，它不知不覺地演變成「憂鬱症、癲狂和瘋狂」等病症。儘管其他人試圖區分歇斯底里和臆病症，但布拉克摩爾和他之前的席登漢姆和威利斯一樣，都主張歇斯底里和臆病症在本質上是：

> 同樣的疾病……的確，身體各部位的抽搐痙攣和躁動不安，以及動物精氣的混亂和消散，在女性身上比男性更為明顯和劇烈，其原因是，女性的神經結構更加柔軟、嬌嫩和細膩，造成了女性的精神體質比男性更不穩定、更容易消散也更虛弱；但這表明了男性和女性的神經系統在本質和基本的特性上並沒有什麼不同，只是兩者在罹病發作時的症狀強烈有高低程度的差異。[18]

然而，布拉克摩爾也承認，「這種疾病，在女性身上被稱為鬱氣，在男性身上則被稱為脾臟性鬱症，無論男女都不願承認罹患這種疾病。」在談到可能是他自己的親身經歷時，他感嘆道，對醫生而言，「沒有什麼比向這些病人暗示他們病症的真實本質和病名更得罪人的了（這會讓他們失去從有錢病人那裡收取醫療費的機會）。」[19]他確信，病人不願接受診斷的一個主要原因是，那些從未罹患這種疾病的人認為歇斯底里純粹是一種虛構的疾病，因此歇斯底里症患者覺得自己受到了其他人的嘲笑和蔑視。但是，即使這種疾病是由「幻想」和想像的產物，他們所遭受的痛苦也是真實的，而非偽裝出來的。這些可怕的想法本身就能夠引發大腦和身體的痛苦。

在治療方面，布拉克摩爾爵士強烈反對羅賓遜所提倡以「最激烈的催吐、最猛的清瀉藥物和大量的放血……並如此經常反覆」的手段，來作為治療歇斯底里的適當方法。[20]他堅信，患有這種疾病的患者通常會感到極度沮喪和焦慮，對此，最好的應對措施是提供鎮靜處方。他也認為，使用令人感到畏懼和痛苦的療法來對付病人，並無好處。相反地，採取強烈的清瀉療法等手段只會讓患者的身體變得耗弱，以致最終徹底損害和「摧毀」患者。他建議，醫生應該讓患者恢復冷靜和強健，也許可以用鴉片讓他們鎮靜下來，從而加強他們的神經系統，使其恢復健康。

除了受虐狂和那些相信唯有令人痛苦和不快的治療方法才是有效的可憐人之外，這種溫和的處方可能更受潛在患者的歡迎，而吸引患者上門，當然是所有這些醫療從業者的首要任務。醫生透過出書和發表論文，雖然表面上這某種程度是向他們的專業同行展示自己，但同時也是為了提高他們在富裕和受過教育的非專業讀者群中的聲望，在十八世紀的大部分時間裡，這群人與他們的醫生對於疾病及治療有一套共同的文化假設，另一方面他們也期望在與他們認為（按照當時的標準，這是很正確的）

社會地位不如他們的人的交往中發揮積極的作用。在這個日益富裕的時期，也就是歷史學家所稱的第一個消費社會誕生的時期，供應各種消費商品和服務的市場化正在快速擴張，並且像其他企業家一樣，那些把自己塑造成能提供健康和長壽的醫生，正尋求一切機會來擴大他們的客戶群。醫生們採取了一個明顯的策略，就是擴大民眾對歇斯底里症和相關疾病的認識，並宣稱擁有處理這些疾病的專業知識，希望能夠吸引比貝特萊姆所收容的瘋子有更高社經地位，也更理想的客戶群。這裡確實有一個極具吸引力的族群，他們擁有極其細膩的情感和高雅的氣質（更不用說所擁有的財富了）。

然而，這些醫生們可能沒有完全意識到，他們認為歇斯底里是一種與其他疾病無異的身體疾病，是一種真正的神經疾病的主張，在有錢人和高貴的上流社會人士的圈子裡，將會被證明具有莫大的吸引力。在歇斯底里症的演進史上，這不是最後一次，顯示了潛在患者渴望得到確認，以證明他們所受的痛苦和折磨都是真實的，就像其他的疾病一樣。患者期望自己應該享有病人的尊嚴，而不是被斥責為偽造者和騙子。（當約翰・拉德克利夫〔John Radcliffe〕冒昧地暗示他的王室病人安娜女王患有鬱氣時，她認為這樣的說法意謂著她的痛苦是虛構的或可疑的，她立即將他解雇。）因此，若認為「神經失調」的興起與盛行，只是那些醫學專業人士自私自利發明的觀念，這個說法或許有失公允，需要加以平衡。畢竟，如果說治療神經症的這些專業人士渴望接受新的理念，那麼他們想要服務的那群患者也都會非常願意接受醫生所提出來的新奇想法。

第三章　英國病

喬治・切恩（一六七一～一七四三）是一名蘇格蘭醫生，也是當時一批南下發展雄心勃勃、才華橫溢的年輕醫師之一。這群年輕醫師在一七〇七年英格蘭和蘇格蘭兩個王國簽署《聯合法令》＊期間，來到倫敦開業並發達致富。切恩雖然機智風趣，但一開始卻是個浪費無度的人，他想要在上流社會中建立自己的醫療事業，因此經常在倫敦的咖啡館裡打轉、閒逛，奉承他的潛在客戶（病患），提升他作為牛頓現代思想的追隨者的資歷，並肆無忌憚地大吃大喝，把自己吃成巨無霸。切恩的體重一度超過三十二英石，也就是他最重時期有到四百五十磅（約二〇四公斤），肥胖到幾乎無法動彈，因此他自然而然轉型成一名減重醫生。畢竟，富裕和奢侈會刺激人的食慾，而過度飲食則會導致腰圍變

＊編按：一七〇六年英格蘭與蘇格蘭簽訂《聯合條約》，將原只為共主邦聯的兩國合併成單一的大不列顛王國。一七〇七年兩國國會法令分別落實前一年簽訂的條約，這兩條法令稱為《聯合法令》。

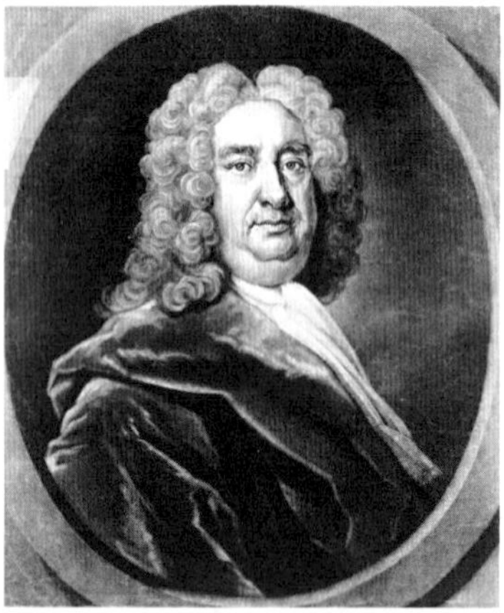

圖4　一七三二年，即喬治·切恩，在《英國病》一書出版的前一年，這張肖像美化了這個身材肥胖的節食醫生。（倫敦惠康圖書館）

粗和痛風這個十八世紀典型疾病的代價。有誰會比一個親身經歷過這些風險的人，更適合宣揚節制飲食呢？

但切恩也是一個容易陷入抑鬱和絕望的人，他那神經質的氣質或許是福也是禍，因為這正是他的醫療同業們所重視的。有人可能會說他在跟風，但跳上車這種動作*對於現實中的喬治來說，還真的難以做到。（到了一七一〇年代末，他不得不支撐著幾乎無法站立的肥胖身軀，他的腿「滿布著壞血病的潰瘍」，他坦承，「就算我只要走一百步路，就必須有一個僕人帶著凳子跟在我後面，好讓我能隨時坐下來。」）[1]然而，他自己的精神困擾讓他對歇斯底里症和臆病症患者產生了某種同情，而他努力尋找有錢有勢的病人，讓他至少獲得了一位出身顯赫的「神經疾病」病患，凱薩琳·沃波爾（一七〇四～一七二二），她是輝格黨的大老暨首相羅伯特·沃波爾爵士（一六七六～一七四五）的長女，在這位貴族小姐的贊助和庇護下，讓切恩獲得了更有聲望的貴族御用醫生漢斯·斯隆爵士

（一六六〇～一七五三）的引薦，得到沃波爾爵士的支持。

一七二〇年四月，凱薩琳成為了切恩的病人。她當時只有十六歲，這位年輕女士和她那一代許多富裕時尚的年輕人一樣，來到巴斯泡溫泉，這是一種愈來愈受到有閒階層歡迎的療法。但凱薩琳的症狀似乎比大多數人來得更嚴重。她出現了令人擔憂的食欲不振症狀，嘔吐頻繁，並抱怨身體兩側出現莫名的疼痛。此外，還出現「抽搐」、昏厥、不明原因的腫脹和停經（很可能是因為營養不良）。正如切恩寫給斯隆的信中所述：「有傳聞說，（失戀）的挫折與（她的）病根有關。」[2]靠著歷史悠久的傳統療法，切恩試圖透過促進她的排泄和恢復她的月經以調控她的體質恢復平衡。「我認為她的病情很大程度上與此有關。」（他認為，是因為積聚在體內的多餘血液流到了腦部，引發了她的歇斯底里。）溫泉水被發現具有清瀉作用，切恩還在溫泉水中添加了大黃、蓖麻油等清瀉劑和帶著苦味的促經劑給她服用，並配合薰衣草等來強化她的神經。

凱薩琳的母親對女兒的蘇格蘭醫生並不如丈夫那樣欣賞，於是便向更有經驗的競爭對手大衛・漢密爾頓爵士尋求其他的意見。但尊重同行的禮貌占了上風，漢密爾頓大致贊同切恩的處方，而且凱薩琳的病情似乎也有了一些進展，至少，她開始來月經了。但她的痛苦和虛弱仍舊持續，一七二〇年夏

＊編按：跟風的英文是 leap on the bandwagon，字面上的意義是：跳上樂隊花車。

天，羅伯特爵士寫信給切恩悲嘆道：「她的各種症狀非但沒有好轉，反而更加嚴重。」後來，凱薩琳堅持從布里斯托（切恩曾推薦她使用這個城市的冷泉水進行治療）搬回巴斯，切恩發現她在那裡經常昏厥，同時因為服用鴉片而導致便祕，她相信如果她繼續留在布里斯托，將會丟了性命。到了十月，她似乎好多了。切恩得意地說：「這十二天或十四天來，她那種嚴重的抽搐沒有再發作過（我稱之為歇斯底里）。她暈倒的次數更少了……（她）唯一的抱怨……是她吃完飯後的噁心感，那真的很可怕……」一個月後，她在巴斯進行水療後帶來了更多的改善，她被認為「奇蹟般地康復了」，於是她立刻離開巴斯，前往倫敦參加貴族的「成年季」＊，也就是那些象徵年輕貴族女孩邁向成年的晚宴和舞會。

然而，不久之後，凱薩琳的狀況卻開始漸漸走下坡。切恩給她開了水銀瀉藥（對於一個如此虛弱且容易嘔吐的人來說，這似乎是一種奇怪的選擇），並將這些藥物與一種新的巴斯水療法結合在一起。她多數的顯著症狀似乎有所減緩，但是切恩仍然擔心她「幾乎只靠空氣和水這兩種微弱的元素來維持生命，她吃的食物連一隻鸚鵡都養活不了」。凱薩琳變得瘦弱不堪，她的雙腿腫脹，她的「腸道完全被阻塞」。切恩意識到她「康復的希望……似乎愈來愈渺茫」，於是切恩先給了她加倍的瀉藥劑量，後來又絕望地表示，他打算「讓她隨心所欲做讓她開心的事，不再做任何嘗試……直到大自然讓她得到解脫，或者指出可能有效舒緩她不適的方法」。大自然顯然沒有指明任何改善的方法，十八歲的凱薩琳很快就不行了，一七二二年十月初她在巴斯去世，距離切恩被傳喚到她的床邊進行治療僅兩年多一點而已。

在一個如此顯赫的病人身上發生這樣一個明顯而公開的失敗，本來可能會對切恩的職業生涯造成嚴重損害。然而他一點事也沒有。切恩的幸運之處在於，當時在十八世紀初的患者及其家屬對於醫學所能提供的療效並沒有抱太高的期望。但是他的事業能持續成功發展還受惠於其他原因，這位優秀的醫生發現自己在寫作醫學科普著作上具有無與倫比的天賦。在接下來的十年裡，他開始撰寫了一些關於痛風和以飲食作為健康和長壽之道的暢銷書，這讓他在接下來的十年裡，聲望和地位不斷提升。再加上他對上流社會的恭順奉承〔在他與一位更為著名的「歇斯底里」患者亨廷頓伯爵夫人（一七〇七～一七九一）的通信中可以清楚地看出〕，這為他帶來了愈來愈多富裕且神經質的病患。切恩掌握住這個機會，利用自己的聲譽來擴展他的醫療業務，達到了令人驚嘆的程度。

正如梅毒（Syphilis）分別被英國人稱為法國病、被法國人稱為西班牙病、被西班牙人稱為那不勒斯病，沒有人願意承認自己患有梅毒這種帶有恥辱和歧視的疾病一樣，歐洲人很樂於嘲笑英國人特

＊編按：在英國傳統社會中，一位年輕的貴族女士要正式進入社交界，需要在春夏季節的時候，參加一系列的晚宴和舞會。

別容易患上憂鬱症，而現在大家愈來愈認為這是一種神經疾病。布拉克摩爾曾悲觀地指出，「歇斯底里症的情緒狀態」有個別名叫做「英國人的脾臟性鬱症，因為這種病在英國，不分男女都非常普遍，而且對他們的身心造成巨大的壓迫和痛苦，在英國的盛行程度是其他國家無法比擬的……」[3]，切恩則巧妙地將這項負面批評，轉變為一個讚揚英國的民族優越性的契機，而這種優越性在當時和現在，對他的同胞們來說，都是不證自明的。

切恩撰寫的健康指南書中最暢銷的一本《英國病》於一七三三年出版，短短兩年就出到第六版。切恩在書中大聲宣稱，「神經失調……是一種涵蓋了一系列影響神經系統的疾病，其症狀非常可怕和恐怖，是我們祖先很少見到或知道的」，是當時占據「幾乎三分之一的疾病主述」[4]的罪魁禍首。這些病症如此司空見慣，或者至少，他趕緊補充說，在「部分有條件的英國人士身上」是如此。由於各種「神經疾病的常見症狀，如脾臟性鬱症、鬱氣、臆病症和歇斯底里症」都是社會菁英的不幸專利：他們文雅、有教養、優雅、纖細。畢竟，感性是文明人的一種特質——甚至是他們最值得驕傲的特質。這種特質在一般平民百姓身上是不存在的，因為下層階級的人就像木頭一樣，是遲鈍、無感的生物，而「傻瓜、軟弱或愚蠢的人、遲鈍而呆滯的靈魂」，很少被鬱氣或精神低落所困擾，看起來就好比「一個沉重、沉悶、土氣、頭腦簡單的小丑」[5]。相較之下，由於社會菁英擁有更細膩且脆弱的神經系統，反而使他們容易陷入歇斯底里症和相關神經疾病的危險，因為正是那些「最有活力、反應最敏捷，才華洋溢和最富靈性的人，尤其是在最需要細膩、敏感的感覺和品味的事物上，具有最敏銳和洞察力天賦」[6]的人，特別容易罹患這些病症。〔難怪切恩自豪地誇耀自己也是他們當中的一員，他自己的案例則被「詳盡地」（原文如此——切恩聽不懂反諷）呈現在書的最後幾頁。〕

神經疾病，特別是最著名的歇斯底里症，演變至此被視為一種文明疾病。它們在英國社會的上層階級中以驚人的速度擴散，這非但不是一種恥辱，反而是英國在全球競爭中優於所有競爭對手的標誌。在原始民族中，「節制、運動、狩獵、勞動和勤奮等生活方式，使得體內的體液保持純淨，而肉體保持堅實。」凡是過著「簡單、樸素、誠實和節儉」生活的地方，「幾乎沒有人生病。」[7]但在現代，追求商業成功的野心帶來了「焦慮和擔憂」。戮力追求的成就達成後，又沉溺於各種有害的娛樂和享樂。這兩種極端都對神經系統造成了傷害，而帶來更多身心上的痛苦和衰敗。正是英國肆無忌憚的成功，以及其經濟和社會制度的優勢，使得歇斯底里和相關的神經病症成為英國醫學領域中一個突出的問題。「自從我們的財富增加，我們的航行範圍擴大，我們掠奪全球各地的資源，把所有能夠引起暴亂、奢華和放縱無度生活方式的物品全都帶回了英國……這些都足以刺激甚至饜足最大的胃口和最貪婪的慾望。」[8]英國的氣候，「空氣潮濕，天氣變化無常，」對此並沒有幫助。英國人在神經失調領域中不想要卻領先的地位，其根源於「我們的土地肥美和富饒，豐富和重口味的食物，居民的經濟富裕充足（來自他們的國際貿易興盛），上層人士不活動和久坐的職業（這種惡疾在他們當中肆虐），以及生活在大型、擁擠且因此不衛生的城市的風氣……」[9]換言之，「英國病」在很大程度上是一種光榮的標誌，而非羞恥。

可以肯定的是，切恩的這番告誡中不僅流露出一種扭曲的民族自豪感，還帶有一種嚴厲的清教徒口吻。「如果神經失調症是富人、縱慾之徒和好吃懶做者的疾病，」他告誡他的讀者，「而且這些疾病主要都是由奢華和不節制或放縱引起的，並且總是不斷惡化和加重……那麼不需要深入透徹的思考就能知道，節制和戒慾是治療這些疾病的必要條件。」[10]富人們因為「毫無節制地暴飲酒類和爛醉，以及……不加節制地縱慾淫樂」和其他形式的「自我放縱」而受到責難。他們沉溺於最美味和最強烈的食物，用茶、咖啡、巧克力和菸草填飽自己，這完全違背了健康生活的基本規則。此外，他們過著一種虛假和人為的城市生活，充斥著奢華和誘惑，被愚蠢的時尚所主宰。為了刺激他們厭膩的味蕾而進口的外國美食，促使他們更加暴飲暴食，而久坐的生活使他們缺乏鍛鍊和睡眠。難怪他們之中有這麼多人會成為神經失調的受害者：抽搐、昏厥、語無倫次、沮喪、尖叫、沉默、大笑或無緣無故地流淚。

他的許多同事都強烈主張歇斯底里是一種真正的疾病。切恩亦高聲贊同他們的觀點，聲稱「在這淚水之谷，在所有主要由身體病痛所造成的人生苦難中，我認為神經失調在其最嚴重和最終階段，是最可悲的，也是最令人絕望的」[11]。他的一位最傑出的同事曾經向他吐露：

他曾見過人們在痛風、結石、腹絞痛、癌症，以及所有其他能造成巨大痛苦和傷害、彷彿要撕裂身體般的疾病折磨下苦苦掙扎著，但他觀察到他們都想要努力延長自己悲慘的生命，幾乎沒有人願意瀟灑地放下這肉體之軀……除了那些持續飽受內心焦慮之苦的人，也就是那些罹患最無望、最令人窒息和難受的神經失調者。[12]

然而，切恩以些許輕蔑的口吻評論道，那些「粗俗無知」的人，卻把「神經性疾病……視為某種恥辱」，把這種病症當成是「輕微的癲狂，或是大腦失調的前兆」，從而加重了患者的痛苦和磨難；或者只是把它歸咎於患者的「突發奇想、脾氣暴躁、易怒或偏執固著，以及在（女性）身上的故作優雅、幻想癖或賣弄風騷」。[13]然而這些偏見如此普遍，以至於切恩也坦承，在他自己的醫療實務中，經常「在被要求定義或命名這種病症時，害怕冒犯他們，或是給一個家庭或病患個人帶來汙名」[14]。就像他之前的理查．布拉克摩爾爵士一樣，切恩堅決認為這病的確和大腦有關聯，而且不是出於憑空想像或隱喻：「這種病症，」他以專家的身分語帶權威地宣稱，「就像天花或發燒一樣，是一種身體疾病。」[15]

切恩的這個觀點受到了他的患者的熱烈歡迎，他們的圈子現在已經擴大到包括一位公爵、一位主教和基督教會的教士，以及從契斯特菲爾德勛爵（一六九四～一七七三）到亨廷頓伯爵夫人等眾多貴族和女士。他們不僅得到了安慰，確信自己的痛苦，不是別人所輕率地認為是一種想像病，而是和任何懷疑論者所提出的一樣，是真實存在的，是源於身體的缺陷，他們的疾病甚至是一種獨特的標誌，是一種榮譽的勳章。不再有人嘲笑他們的不幸，不再有人視他們為騙子或假貨。正如他向朋友兼出版商、小說家塞繆爾．理查森（一六八九～一七六一）所說的那樣，在他生命的最後十年裡，切恩的收入翻了三倍，這絕非巧合，因為他巨大的財富成就，是他的想法在當時的文化市場上獲得成功最實際的證明。切恩堅信他們的痛苦是器質性的，而不是他們自己編造出來的，病人和他們有著企業精神的醫生們一樣，都有強烈的動機把他們的疾患定義為一種真正的疾病。

歇斯底里症及其同源詞的流行程度，可以從當代小說、戲劇和詩歌中持續地提及對神經失調的抱怨中輕易看見。翁布里爾在詩人亞歷山大．波普（一六八八～一七四四）的《秀髮劫》（一七一二）中對脾氣女王（Queen of Spleen）的致辭，就是一個文學人物嘲笑那些故意裝出「鬱氣」，並把它當作高尚情感標誌的女士們的例子：

萬歲，那任性的女王！
你統治著從十五到五十歲的女性們：
你是鬱氣和女性智慧的源頭，

你賜予她們歇斯底里或詩意的發作，
你以各種方式影響她們的各種情緒，
你讓一些人服用藥物，另一些人亂寫劇本。

與此同時，即使是哲學家大衛．休謨這樣堅定的懷疑論者，也可以發現他在《人性論》（一七三九）中呼應切恩的觀點，他在書中聲稱，「一個按日計酬勞動者的皮膚、毛孔、肌肉和神經，與一個有品位的人是不同的，他們的情感、行為和舉止也是不盡相同。」幾年後，他的同鄉蘇格蘭傳記作家詹姆斯．包斯韋爾（一七四〇～一七九五）對這種自負的想法深深著迷，認為神經質是一種優越感的象徵，於是用「憂鬱症患者」（The Hypochondriack）的筆名寫了一系列的自傳式專欄，在專欄中自豪地說：「我們這些憂鬱症患者可以在陰鬱的困境中安慰自己，想著我們的苦難顯示了我們的卓越。」[16]（顯然，他沒有被塞繆爾．詹森*的嚴厲訓誡給嚇退，詹森說：「不要接受切恩教你一個愚蠢的觀念：單純認為憂鬱是一種敏銳的證明。」）[17]

*譯按：塞繆爾．詹森（一七〇九～一七八四），英國歷史上最有名的文人之一，集文評家、詩人、散文家、傳記家於一身。他天生體弱，因視力不佳而瞇著眼閱讀的畫像成了網路迷因「我到底看了什麼」，被用來形容看見「超出理解」、「過於獵奇」的內容。

在這種自私和拙劣仿效，認為屈服於疾病和病態的情感是一種榮耀的文化裡，詹森博士並不是唯一一個反對將神經失調症視為時尚的風氣的人。喬納森．斯威夫特＊以自己「從未感到憤怒或不滿」[18]而自豪，他的保守黨同僚亞歷山大．波普雖然一直身體不適，曾提到「我一生就是一場漫長的疾病」[19]，不過他在臨終前仍堅稱「我這輩子從來都沒有發瘋過」[20]。不管歇斯底里症和臆病症患者多想跟他人尋求對自己疾病的認可，但並不是所有人都確信他們患有器質性疾病，而不是在裝病。

可以肯定的是，專業人士對神經症的關注絲毫沒有減弱的跡象。例如，在下一世代，十八世紀英國最頂尖的醫學學府——愛丁堡大學的醫學教授羅伯特．懷特（一七一四～一七六六）致力於神經系統的實驗研究，並以自身的威望與名聲全力支持歇斯底里確實是一種神經疾病的觀點。他善於闡明神經系統的各種特性，例如，證明了神經衝動可以不受意志或外部刺激的影響而觸發動作（他稱之為「重要」和「不自主運動」，後世稱之為自主和反射性活動），這為他對歇斯底里和臆病症的神經起源的主張增加了權威性，儘管這些主張並沒有足夠的證據或理由支持。事實上，懷特只能列舉一些雜亂無章的「原因」來解釋這些疾病，例如：蠕蟲、消化器官阻塞、痰、營養不良、一種假定的罕見神經虛弱或敏感，或者強烈情緒的影響——「可怕或意外的景象、巨大的悲傷、憤怒、恐懼（引發）最突然和劇烈的神經症狀」——其中任何一個或所有的刺激皆可能「使人陷入歇斯底里的發作，無論是抽搐（或痙攣）還是昏厥」[21]。

不論神經系統是否被設想為一個由空心管構成的網絡，液體在液壓系統的作用下在這些空心管中流動。或者，如切恩所提出的，是「一束束堅實、有彈性和韌性的絲線或細絲（像扭曲的羊腸線或毛髮）」[22]，或是一系列的纖維或細繩，它們都提供了羅伊．波特†所稱的「另一種痛苦和行動的地理學」[23]。通常，這種新的地理學把大腦置於故事的中心，但是，正如懷特所提到的消化器官的例子所示，情況並非總是如此。十八世紀末，威廉．赫伯登（一七一〇～一八〇一）更傾向於強調腸胃和大腦之間的交感神經聯繫，以及消化系統在歇斯底里症的發生和治療中的作用：「胃和腸的神經對整個神經系統有很大的影響和控制力，而這些器官在臆病症和歇斯底里症患者中普遍失調，因此，我認為最好的藥物是能夠改善病患的胃酸過多問題。」[24]

神經系統在調控身體各部位的過程中，發揮著關鍵的核心作用（這種核心作用促使威廉．卡倫（一七一〇～一七九〇）這位在十八世紀下半葉最具影響力的愛丁堡大學醫學教授宣稱，「從某種角度來看，幾乎所有的人體疾病都可以歸因於神經」[25]，這意味著在歇斯底里症以及相關的症狀都將被重新歸類為神經疾病〔卡倫稱之為「精神官能症」（neurosis，或譯神經症）〕的背景下，可能會出

＊譯按：喬納森．斯威夫特（一六六七～一七四五）是英國－愛爾蘭作家。作為一名諷刺文學大師，以《格列佛遊記》聞名。

†譯按：羅伊．波特（一九四六～二〇〇二）是英國歷史學家，是將「精神醫學史」建構為一門領域的主要學者。

現其他類型的歇斯底里症。在維多利亞時代，這一點也得到了證實。神經的多變性和重要地位意味著更多的問題：神經性疾病激增。在新世紀伊始，蘇格蘭海軍醫生湯瑪斯・特羅特（一七六〇～一八三二）宣布了他們令人不安的勝利：「我們毫不猶豫地確認，神經疾病……可以公允地說，占了文明社會所受的苦難的三分之二。」更糟的是，「神經疾患不再只局限於社會上層階級，而是（正在）迅速擴展到較貧窮的下層階級。」[26]

從歇斯底里症被認為是由神經問題引起的一開始，就提出了這種疾病可能在不同的社會群體中有不同的發生率。希波克拉底和蓋倫的理論將歇斯底里症的病因與女性生殖系統相連，認為這是一種只有女性才會罹患的疾病。然而，大家也沒有完全忽略有些男性也出現了類似的症狀。新的神經學說使得歇斯底里症的診斷更容易擴展到男性，威利斯和席登漢姆都明確地認可了男性歇斯底里症的存在。儘管如此，歇斯底里症患者中女性所占的比例仍然高得離譜，這種差異似乎很容易用神經學理論來解釋，因為女性的體質和神經系統只是男性的一個較孱弱、最不強健的版本。女性的神經更加脆弱，大腦更敏感，容易受到影響而崩潰。

對於這個現有的普遍共識，切恩的看法是神經失調與「虛弱、嬌嫩和纖細的體質」有關，而「那些肌肉豐滿（人們稱之為）獒犬型，骨骼粗壯的人，通常神經纖維的狀態也更堅實」[27]（因此不太可能表現出歇斯底里的症狀）。「柔軟、鬆弛和無力的肉體和肌肉，都是神經虛弱鬆弛的明確徵兆」，同樣地，「肥胖、臃腫和多痰的體質」[28]也是如此。這種存在於兩性之間的區別所呈現出來的意涵是很清楚明確的，但這些顯示出歇斯底里傾向的性別特徵，雖然主要發現於物種的雌性，但當然絕不會僅限於女性那一半。但是文學作品坦率地暗示，具有這些特徵的男性通常會被視為是軟弱的、女性化的生物，缺乏一般公認的男子氣概特質。

這種將歇斯底里症的男性視為某種程度上缺乏男性氣概，並且在這種形象背後絕大部分都隱約透露出同性戀的暗示，是一種一直延續到十九世紀的文學手法。事實上，也許威爾基．柯林斯（一八二四～一八八九）令人難忘的經典創作正是這種類型的代表作品，他最著名的瘋狂小說《白衣女子》（一八五九）中塑造了一個無能而軟弱的主角——弗雷德里克．費爾利，他是這樣被介紹出場的：

> 他穿著一件深色的長外套，料子比呢子還要薄，穿著一塵不染的白色背心和褲子。他的腳嬌小得像女人，穿著淺黃色的絲襪和富有女人味的小巧青銅色皮拖鞋。兩枚戒指裝飾著他白皙精緻的雙手……總的來說，他有一種虛弱、慵懶、煩躁、過分精緻的神情——這是一種與男人不相稱的奇特且令人不快的柔弱，同時，這種神情如果轉移到一個女人的臉上，也絕對不會顯得自然和適宜。

他「愛發牢騷，聲音沙啞」，對光線、噪音，甚至是那些可能曾經觸碰過他的藝術品的下層階級所留下的殘餘氣味都極度敏感，無法忍受任何心理上的不安或緊張，一有不順心就威脅要當場昏厥。為了不讓讀者錯過這一點，我們看到他對著「他那無與倫比的倫勃朗蝕刻版畫」出現的「小天使，色迷迷地斜眼瞟著」，並從家族律師那裡得知，「他最不可能做的兩件事就是結婚和留下繼承人。」換句話說，用費爾利自己的話來說，我們遇到的「只不過是一團神經緊張的東西，偽裝成一個男人的模樣……粉碎了……耗盡了……垂死了」，而且，正如我們有很多場合所觀察到的那樣，他極其自私——這項特質真可稱得上是男性歇斯底里的真正典型。

在大多數情況下，接受神經理論對歇斯底里起源的解釋，雖然合理化了男性歇斯底里的概念，但對治療方法卻幾乎沒有明顯影響。強調飲食、睡眠和運動的調控，以及轉移注意力的方式，並配合傳統的消炎藥物治療的標準療法，這樣的治療方案與一個世紀，甚至更早以前的處方幾乎沒有什麼不同。切恩為他的朋友塞繆爾．理查森開的藥方就是一個典型的例子：

> 我希望你的病情只是臆病症而不是中風。我建議你每兩三個月放血一次，幾天後服用催吐劑，飲料的部分只喝纈草淡啤酒和纈草茶＊（它們有利尿效果）——這兩種飲料喝愈多愈好——每天只吃半隻雞或其他鮮嫩的肉（其他東西隨你喜歡，只要能填飽肚子），每一天只

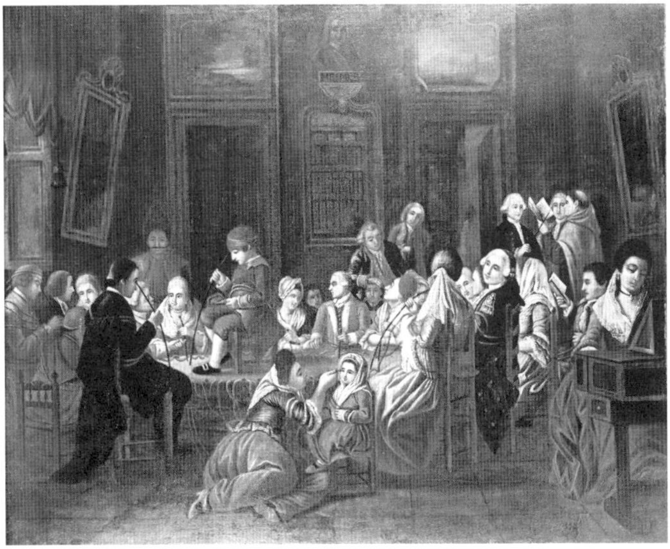

圖5　一七七八年，在巴黎，一群病患被弗朗茨．安東．梅斯默所催眠。（倫敦惠康圖書館）

> 喝半品脫葡萄酒加水和淡啤酒，盡量做一些你能從事的室內或室外運動，保持良好的作息，不要將每一回的工作時數拉長，至於藥物，只吃這些含水銀的藥丸（可以幫你排毒）。[29]

不過，上面圖5這張圖片呈現了一個令人驚奇的治療例外，這張圖代表了大家對歇斯底里症的起源與治療停滯不前的觀點發生了重大改變。首先是在哈布斯堡王朝統治下的維也納，一位富裕的奧地利醫生弗朗茨．

*譯注：纈草（Valerian）是一種多年生耐寒開花植物，而十六世紀時人們曾利用纈草製作香料，它被認為具有鎮靜的效果，因此常用於治療失眠。

安東・梅斯默*因為受到醜聞的威脅，搬到了大革命發生前夕的巴黎，他對於流傳已久的神經學說做了一些修改，並聲稱發現了一種新的能夠控制身體的有效原理：他已經掌握了這一原理，並可以發揮戲劇性的療效。他聲稱已運用自己的創新療法讓神經失調的病人可以恢復到健康和活力的狀態。

在十八世紀的最後三分之一，人們以一種神祕的方式達成了一種廣泛的共識，認為神經是心智和大腦之間的媒介，具有兩者的部分特徵。它們將信號和訊息傳遞到大腦，而這些感覺取決於器官，並反向將大腦的指令傳遞給器官，驅動人體這部機器。至於這些信號和命令如何來回傳遞，大家提出了各種模型和隱喻。一些人堅信是透過神經纖維，另一些人則堅信是流體。一些人提到了神經乙醚，另一些人則提到了神經電流。

梅斯默對外聲稱自己發現了一種不同的神經力量。他早先嘗試過用電和鋼磁鐵作為治療工具（這在當時並不是一種罕見的療法），在那之後，他認為自己發現了一種與電和磁力相關並有一些相似之處，但又更微妙的力量，而且只存在於人體，他開始將這股力量稱為動物磁力（animal magnetism）。這是一種天然的治療力量，一種「流體」（fluidum），它提供了一種影響神經系統和治療各種疾病的方法。因為某些人（當然，梅斯默本人是其中的佼佼者）擁有駕馭這種神祕力量的能力，他們可以增強和引導這股力量，甚至可以把這種力量的一部分從外部轉移到患者體內。這個過程可能只是透過一個人的凝視目光，或是將雙手放在人身上，甚至藉由「通過的手勢」（雙手凌空在身體表面上移動，而實際上沒有接觸到它）而發生。或者可以坐在裝滿鐵屑的浴桶前，患者可以抓住從浴缸裡伸出的鐵棒獲取所儲存的動物磁力。

梅斯默在維也納最著名的病人是一位十八歲的盲人鋼琴家瑪麗亞·特蕾西亞·帕拉蒂絲（一七五九～一八二四），在他的醫療照護下，宣稱自己重見光明。有謠傳說梅斯默對於帕拉蒂絲的照護可能已經超出了職業倫理的範圍，當然這只是那些嫉妒梅斯默的競爭對手們所散播的謠言之一。或許更糟糕的是，帕拉蒂絲發現自己從可能是歇斯底里症所引起的失明狀態中恢復後，反而對她的職業生涯來說並不是個明智之舉，因為當她復明後，大家對她音樂演出的渴望急劇下降了。因此，不久後，她宣布自己又失明了，梅斯默的敵人再次抓住了這個舊病復發的鐵證對他進行無情的攻擊。不到三個月，他被迫逃離這場醜聞，最終來到巴黎。

＊譯注：弗朗茨·安東·梅斯默（一七三四～一八一五）是一位對天文學感興趣的奧地利醫生。他重新詮釋所有有生命和無生命物體之間發生的自然能量轉移的存在；他將此稱為「動物磁力」（animal magnetism），這個詞也被稱為催眠術。梅斯默的理論在大約在一七八〇年到一八五〇年之間吸引了廣泛的追隨者，並且一直有一定的影響，直到十九世紀末。一八四三年，蘇格蘭醫生詹姆斯·布雷德（一七九五～一八六〇）提出了「催眠術」（hypnotism）此一術語，意指進入一種類似睡眠的失憶狀態。今天，「催眠術」（mesmerism）一詞通常與「催眠」（hypnosis）同義。

在法國貴族中，尤其是女性貴族，梅斯默成了一位具有超凡魅力的治療者，其名聲迅速傳播開來。他在巴黎的家裡擠滿了神經質和歇斯底里症的病患，尋求緩解他們的困擾和痛苦。磁桶（baquet）（一種專門設計用來盛裝動物磁力的特製浴桶，其治療特性是利用從浴桶裡伸出來的鐵棒，將能量傳遞給患者）讓他可以進行集體治療，沒多久，梅斯默就假定動物磁力在透過大量而不是單個患者時，會增強而不是降低其治療效果。為了強調治療的效果，還加入了柔和的音樂（梅斯默轉身彈奏一個玻璃豎琴，顯然他的琴藝相當好），這位好醫生穿著淡紫色的絲綢長袍，在那些陷入出神狂喜的患者間來回走動，用一根長長的磁化鐵棒輕拂過他們。有時，他也對橡樹和溪流施加動物磁力，把整個治療活動搬到戶外。他的大多數女性患者都暈厥過去，並信誓旦旦表示自己得到了極大的改善，而梅斯默的同行競爭對手們，看到他們原本的有錢患者蜂擁參加這些催眠會，不僅恨得咬牙切齒，更是輕蔑不屑地鄙視他的治療方法根本是庸醫的把戲，並試圖抹黑他的治療場合是充滿情慾和危險的活動。

終於，在他們四處奔走與投訴之下，法國當局試圖取締梅斯默的治療活動。但他的追隨者們對其治療深具信心，並想方設法要推翻禁令，而迫使國王成立皇家學院委員會來仲裁這場爭端。這個委員會也是一個傑出的團體，其中包括了化學家拉瓦節（一七四三～一七九四）、天文學家貝利（一七三六～一七九三）和美國駐法國大使班傑明·富蘭克林（一七〇六～一七九〇）等人。他們的總結是，「動物磁力」純然是一種幻覺，是梅斯默和他的病人共同幻想虛構的，而他自詡的治療方法不過是透過暗示性和患者盲從輕信的結果。梅斯默對這個判決深惡痛絕，因為他和其他十八世紀的歐斯底里和神經理論家一樣堅信，自己已經發現了一種真正的生理現象，他所激發或傳遞的磁力是一種真實的物理實體，它透過破除阻礙和重新打開身體深處的溝通管道而發揮治療的作用。

他可能會對此感到憤恨不平，但梅斯默和他的催眠術已經被視為一種江湖騙術。歇斯底里或許是一種心理疾患，而不是大腦和神經的問題，心理層面的治療或許有其價值，但是他和他的批評者都不願接受這些想法。在委員會的報告發表後，梅斯默覺得自己得離開巴黎，從社會大眾和醫學界的視野中淡出。然而，儘管催眠術被官方否定，但卻持續存在於民間，並在維多利亞時代的富裕階層和閒聊階層*中，享有驚人的地下聲望，儘管醫學界對它嗤之以鼻，認為它是一種毫無價值的非主流療法。查爾斯．狄更斯（一八一二～一八七〇）和威爾基．柯林斯就是被催眠儀式所吸引的兩個例子。但催眠的恍惚狀態只是一種娛樂和神祕的源頭，偶爾才會得到主流醫生的支持，而那些膽敢涉足催眠的醫生，如倫敦教授約翰．埃利奧森（一七九一～一八六八），則很快遭到同行的排斥而毀了他們的職業生涯。

＊編按：意指喜歡討論政治、文化和社會事務的人、知識份子或中產階級。

神經小史（譯者補充）

從威斯利到切恩，十七世紀的醫學界都嘗試以神經學或神經失調的觀點來詮釋歇斯底里症的病因。然而人體神經發現的起源相當混亂，同時在十七世紀對於神經系統的構造和運作上的理解都很薄弱。

神經的發現最早可追溯至西元前五百年，一位希臘的哲學家阿爾克邁翁（Alcmaeon）在解剖動物時發現了視神經，而後在西元前一百年時又由羅馬哲學家蓋倫提出「腦是思考的中心」的觀點，認為大腦而不是心臟統治著身體，並且感覺依賴於大腦，推翻了過去亞里斯多德的學說（心是思考的中心），可算是奠定了神經生物學的初步思想。

進入歐洲中世紀，由於宗教的因素解剖屍體成為了禁令。歷時數百年神經科學沒有任何進展。直到天主教教宗西斯篤四世（Sixtus PP. IV，一四一四～一四八四）解除了天主教原先對於解剖屍體的禁令。西元十五世紀中期後，醫學家們才重新對神經的解剖有較多的了解，但礙於解剖工具和顯微鏡的發展，對於神經是怎麼運作的以及它的功能的認知仍停留於西元前蓋倫的學說，認為神經就像血管，靈魂可透過神經流動，作為大腦與身體觸覺間的橋梁。之後醫學家們對於神經運作的模式則處於眾說紛紜、莫衷一是的混亂狀態。換句話說，直到十九世紀中期前，無論科學、醫學界對「神經細胞」的模樣和運作仍是一無所知的。

一八七三年，義大利解剖學家高爾基（Camillo Golgi，一八四三～一九二六）發明了「銀染色法」（Silver staining）的技術，可以初步呈現大腦神經元的模樣。初期技術並未成熟，常出現染色不穩定的情況，但在當時這項技術足以叫人驚豔，經過多次實驗以後，能夠呈現出大腦最多一〇%的神經細胞，其他九〇%沒被染色的神經細胞猶如神祕的宇宙，深不可測。這項發現也讓當時的科學家錯誤地認為大腦只有一〇%的神經細胞處於活躍運作狀態。

一八九〇年，西班牙神經學家桑地牙哥・拉蒙卡哈（Santiago Ramón y Cajal，一八五二～一九三四）改良了銀染色法，終於將「神經元」的模樣清晰呈現出來，透過他優異的繪畫能力畫出了許多精細的神經細胞圖，並提出我們如今所熟悉的神經元學說。至此科學界才理解大腦每一顆神經元是互相獨立，而不是如蜘蛛網般緊密連成一體的細胞。一九〇六年，高爾基和拉蒙卡哈二人同時取得諾貝爾生理學・醫學獎。

一九〇二年，德國科學家伯恩斯坦（Julius Bernstein，一八三九～一九一七）則提出神經是用電傳遞訊息的生物電假說。

一九二八年，英國科學家查爾斯・斯科特・謝靈頓（Sir Charles Scott Sherrington，一八五七～一九五二）和愛德格・阿德里安（第一代阿德里安男爵，Edgar Douglas Adrian, 1st Baron Adrian，一八八九～一九七七，英國電生理學家）利用毛細靜電針和陰極射線管，將神經細胞微小的電流放大六千倍，證明神經細胞內有電的存在，並以生物電的方式做訊息的傳導，至此關於神經的基本訊息傳導方式才正式確立。

第四章　反射性的瘋狂

法國著名哲學家米歇爾・傅柯（一九二六～一九八四）首次嶄露頭角，是因為他論斷若要為十八世紀的重要特徵下個定義，那麼便是對瘋子實施大禁閉（Great Confinement）。但就像他許多如同神諭般的言論一樣，這一說法事實上是錯誤的，但這次他只錯了大約一個世紀左右。在整個西歐和北美，十九世紀上半葉見證了大衛・羅斯曼*在其著作《收容所的發現》[1]書中所描述的現象：「將精神病患者關在被認為是具有治療作用的隔離處所，雖然會隨著各國的文化、政治和社會結構的不同而有很大的差異，但這種決意將瘋子加以拘禁的新政策（通常由國家負擔費用），在法國和德國跟在英國或美國一樣普遍。」

＊譯注：大衛・羅斯曼（一九三七～二〇二〇），美國內外科醫學院社會醫學教授。他曾出版《收容所的發現》（一九七一）一書，探討了精神病院、監獄和救濟院等人類被監禁的歷史。

這是一種社會實踐的變革，一開始大家對於新建的收容所（asylums）所能實現的目標，抱持著一種近乎烏托邦式的樂觀態度。他們進行了一系列被統稱為「道德療法」（moral treatment）*的非醫療干預性的實驗，並因此斷定嚴重的精神疾病實際上比醫學界常見的身體疾病更容易治癒。在立法機構、大眾媒體和醫學界的著作中，最吸睛的是瘋人院醫院（Bedlam）裡的瘋狂現象。發狂、妄想、幻覺的瘋子，以及沉默、憂鬱、或許有自殺傾向的憂鬱症患者，一度幾乎把歇斯底里症從公眾視野中排擠出去。

隨著維多利亞時代的發展和成熟，收容所並沒有從社會現場消失。相反地，那些最初是由一些具有個人魅力或領導能力的人士或團體開辦的小型治療機構，逐漸演變為一個像是用來蒐集和展示不斷擴增且失去理智的瘋狂族群。成群成堆的瘋子被塞進病房裡，這些病房逐漸被視為堆放不受歡迎之人的貯藏室，與此同時，還出現了一個全新的醫療專家群體，他們各別自稱為收容所主管（asylum superintendent）、醫學心理學家（medical psychologists）、精神病醫生（alienists），最終稱為精神科醫生（psychiatrists），並像個無足輕重的小獨裁者一樣，統治著如今遍布於鄉間的瘋人小王國。

然而，即使在專業和大眾的注意力大多轉向其他方面時，神經疾病和歇斯底里症的患者也沒有完全消失。相反地，在十九世紀初，神經疾症患者仍然是全科醫生†主要治療的對象。在一個過度擁擠、人滿為患的醫療市場中，儘管歇斯底里症患者的疾病看起來令人沮喪，但那些因各種神祕難治的症狀四處求醫並渴望得到關注的患者，若純粹從經濟角度來看，可能是醫生的一個福音。神經過敏和壓力為歇斯底里症患者的困擾提供了一個通用的解釋，將她（或偶爾是他）的不適都歸因於身體的原因，這是一個讓醫生和患者都感到安慰和滿意的解釋。但是，如果這類患者變得明顯有妄想、暴力或自殘傾向的話，全科醫生現在有了將他們轉介給管理瘋人院的專業同行們的選擇。同時，醫生現在也有多種手段可以用來治療那些神智正常但深受困擾的歇斯底里症患者——如果他們有幸來自富裕階層且擁有高雅有禮的舉止，或許他們會得到醫生們的關注。

當然，還有各式各樣的藥丸，神經強化劑、鐵、馬錢子鹼、奎寧（即祕魯樹皮）、砷也可能被用來為虛弱受損的神經提供一種刺激療法。「藍色藥丸」——甘汞或氯化亞汞可以用來清除神經系統中

---

*譯注：出現於十八世紀的道德療法是在啟蒙運動及其對社會福利和個人權利的關注背景下發展起來的，是基於人道心理社會關懷或道德紀律的精神障礙療法，該運動高度影響收容所的改革和發展，其試圖為患者爭取更多的心理層面的關注和營造更多具人性化的治療環境與情境。

†譯按：全科醫生（general practitioner，簡稱：ＧＰ），亦稱為一般科醫生、普通科醫生，是屬於英國地區常見的醫生科別。其所受的訓練是針對一個人可能有的一系列健康問題作全面性的考量和處理（例如：考慮病人整個身體與環境間的因素）。其主要專精於診斷，特別是在一個病狀的初期階段。而如果需要進一步的診斷或治療時，他們會予以轉介至適當的科別。其功能類似北美地區的家醫科或家庭科醫生。

的毒素。（班傑明．拉許*是第一位描寫精神疾病的美國醫生，他堅決主張：「汞在治療這種疾病的作用是將病態的興奮從大腦轉移到口腔……並透過口腔將病態的活動從身體排出，從而使精神回歸到大腦本來的位置。」）[2]正如當時一本通俗的治療指南裡所描述的，還有鴉片類的藥物——鴉片酊、嗎啡等「都具有減輕疼痛、助眠、鎮靜和減少病態易怒的神奇特性」[3]。還有一些催吐的藥丸、利尿劑或是瀉藥等等。這些在十九世紀上半葉都是主要的治療方法，直到醫學界對這種療法的信心下降後，才開始採用刺胳刀放血、拔罐或水蛭放血的療法。

還有其他可能有效的治療方法吸引著眾人：奎寧水等這類補品的提神效果可以透過改變環境來增強，如海邊的空氣或阿爾卑斯山的純淨空氣，再加上新奇且令人愉悅的景色都有增強的效果。切恩運用巴斯溫泉浴和飲用當地硫磺水的處方，也得到了更新。尤其是德國的水療中心成了神經疾病患者和其專業醫療顧問的最愛，同時，在英國國內也出現了各式各樣的水療機構，為患者提供沒有那麼具有異國情調的服務。對許多人來說，水是一種療效奇佳的特效藥，醫生和外行的投機者都會使用它。水可以是熱的、冷的或微溫的；可以噴灑、浸泡或用濕床單或毛巾敷貼；甚至因其富含礦物質而讓患者飲用。這種水療法具有緩解神經過敏的鎮定效果，並透過洗冷水澡或淋浴為身體注入新的活力。水療是一種萬用療法，唯一缺點是它與江湖庸醫的手段牽扯不清（這讓許多主流醫生望之卻步），而且不管它提供了多少暫時緩解症狀的療效，最終大多數患者逐漸都對這個療法的效果失去信心。

然而，儘管歇斯底里症的患者往往能帶來不錯的收入，但似乎很少能夠完全康復。因此，他們常常將自己的持續虛弱歸咎於治療者的失敗，並尋求另一種醫療意見，有時甚至陸續諮詢了十幾名或更多的醫生。這種誇張的行為，隱含著對醫學能力的不滿與譴責，讓醫療專業人士幾乎都不喜歡他們。另一方面，他們被認為是一群令醫療人員毫無成就感的病人：脾氣暴躁、不斷抱怨、有各種不確定的慢性毛病，他們長期病弱並經常對醫療人員忘恩負義，都令醫療人員感到厭煩與憤怒。

如果患者（真的）將他們一直無法痊癒的原因歸咎於醫生，那麼醫療人員將會把這種不滿連本帶利奉還給患者。面對這些頑固的疾病，他們對自己的無能為力感到不安，這種不安很容易變成對那些不願意康復的病患的憤怒，而且有不少醫生開始懷疑，他們的歇斯底里患者或許並不是那麼無辜。如果歇斯底里症其實並不是一種純粹的身體疾病呢？如果它是一種心理問題，甚至是一種故意逃避現實的病態呢？那麼，治療者和患者之間的關係和互動（therapeutic encounter）的本質就必須改變，也的確改變了，因為這些醫生認為「心理疾病」這個概念（在這個詞出現之前，就用薩斯〔一九二〇～二〇一二，美國精神科醫生〕醫生的方式來說）是一種矛盾的用詞，一種分類錯誤。症狀要嘛是真實的，來自生理上的病變，要嘛是虛假的，是一種操控性的裝病和欺騙，應該受到鄙視和道德譴責，

＊譯按：班傑明．拉許（一七四六～一八一三），美國精神醫學之父。

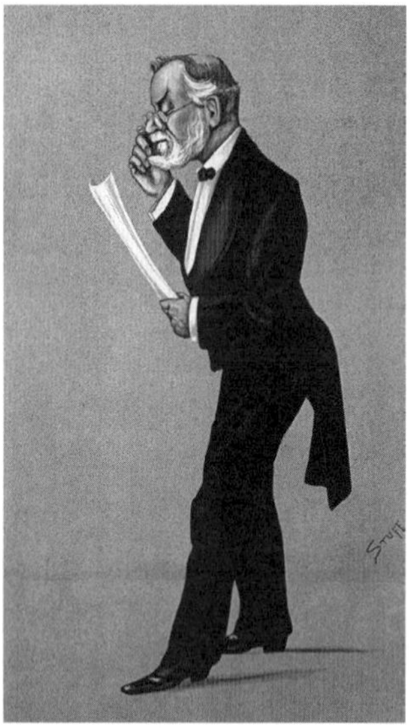

圖6　羅伯特·布魯德內爾·卡特（一八二八～一九一八）此時是一名眼科醫生也是一位老人，距離他年輕時寫的一本關於歇斯底里症及其治療的書已經過了許多年。（倫敦惠康圖書館）

甚至是更惡劣的對待。而更惡劣的對待確實隨之而來，以一種殘酷的治療方法的形式，透露出醫生內心不太隱藏的專業憤怒，可能驅使他們這樣做。例如，英國婦產科醫生W·泰勒·史密斯（一八一五～一八七三）為那些擠滿了他的候診室和診療室的更年期神經失調婦女所開的處方。他建議，他們的性慾和神經失調症狀應該用這樣的方法來對付，「向直腸注射冰水、向陰道塞入冰塊，並在陰唇和子宮頸處放置水蛭。」他對後者的稱讚暴露了他的真實動機：「水蛭被放置在這個部位後很快就吸滿血，這大大增加了牠們的療效，而且在拿掉水蛭後的幾個小時內，水蛭咬傷的地方還會持續滲出血來。」[4]

大約在同一時間，羅伯特·布魯德內爾·卡特（一八二八～一九一八）作為一名年輕的全科醫生，在倫敦東部當時綠樹成蔭的萊頓斯通附近開了一家全科醫療診所。在後來的幾年裡，卡特繼續進修成為一名眼科醫生並且取得不錯的成就。但是和許多新手且沒錢的醫生一樣，在他二十多歲的時候，他迫不得已只得接受任何前來求診的病人。對於他的許多同行來說，這些病人中不乏歇斯底里的病例。隨著他對這些患者（幾乎都是女性）的不滿情緒愈來愈強烈，他開始改變自己對患者困擾的看法，並最終大膽地將自己的想法和結論發表出來。[5]

一個人的情緒狀態對身體健康的影響，曾是希波克拉底和蓋倫醫學的老生長談。強烈的情緒可能會破壞身體的平衡，這可以從極度驚恐或恐懼的情況中輕易看出。因此布魯德內爾・卡特認為，強烈的情緒同樣會產生如同歇斯底里發作的狀態，他稱之為歇斯底里的「原發性發作」（primary paroxysm）。這就是女性物種歇斯底里發作頻率遠高於男性的重要原因。因為「（男性和女性）各自在理性和感性分別占主導地位是眾所周知的。」[6]男人靠思考，女人靠感覺。然而，文明社會道德教化過程卻要求女性，「只要是未婚且貞潔的」，就必須壓抑所有情感中最強烈的一種「性慾」。卡特表示：

> 當男人有如此多的方式與能力來滿足自己的性慾時，使得它幾乎不會對他們造成任何疾病，而女人卻要在現代社會的壓力下，將自己的性慾完全隱藏起來……（因此），如果社會允許女人自由表達自己的性慾，受其影響而產生歇斯底里的女性數量可能會比現在少。[7]

布魯德內爾・卡特的結論是：「性慾是引發疾病的最主要因素。」[8]這個結論本身並不意味著要否定歇斯底里是一種源於身體的失調。但他現在提出了一種區分，使歇斯底里的本質更加難以捉摸。最初的歇斯底里發作確實可以追溯到生理學，但隨著病程的自然發展，它出現了細微的轉變。原發性干擾逐漸演變為次發性和終發性的表現。次發性發作是由回想起引發原發性發作的情緒而觸發的，有時也有可能是患者故意誘發的。終發性發作則總是由患者故意誘發的：

次發性和終發性發作與原發性歇斯底里症的區別在於頻率，它們經常在沒有任何刺激的情況下發生；由於它們從來不會在使患者遭受嚴重不適或真正危險的情況下發作，反而總是精心挑選發作的時間和地點；而且可以觀察到患者為了增強發作的效果，設計了許多小細節……症狀發作的次數和類型取決於表演者的獨創性和資源。[9]

因此，根據卡特的論點，這些歇斯底里症患者是在模仿諸多疾病的樣貌，他們的表演常常融入了醫護人員無意中暗示的症狀或他們在其他人身上看到的疾病。這種行為模式在患者的心理上根深柢固，而且很難消除。即使對病患施加身體上的痛苦作為威懾也沒有用，「因為患者經常給自己施加痛苦，其程度遠比任何醫護人員所建議的方法還多。」[10]但是，儘管如此，終發性歇斯底里還是「自私和欺騙」[11]的產物。那些表現出這些症狀的人確實道德敗壞，她們利用醫生相信她們的痛苦源自婦科問題，用治療的過程來滿足自己的「淫慾」，他說：

> 我見過……一些來自社會中產階級的年輕未婚女性，由於她們不斷的就醫並由醫生以內視診來檢查，而使自己的心理和道德淪喪到如同妓女般的狀況；她們試圖透過自慰這種惡習來滿足自己的情慾；並不斷要求每個醫生……對她們的性器官進行檢查。[12]

在這樣的觀點下，大多數歇斯底里症女性都是典型的道德敗壞，應該受到譴責，而不是被視為生病了。她們更像是女演員，而不是真正被疾病困擾的病人，但她們以驚人的毅力堅持自己的症狀，挑戰並挫敗了大多數醫生治療她們的努力。布魯德內爾．卡特對於那些「道德無感」者明顯表現出的「虛假」和不斷以詐病、偽病之術來操弄周遭之人的「操縱性的裝病」行為，表現出強烈的厭惡感，這也反映出了其他醫療同行在遇到這類患者時，也表達出同樣的挫敗感。他的憤怒與不滿充分展現在他的治療建議中。醫生必須採取行動，以耗盡「患者對道德無感的忍受力」[13]。無論病患的症狀有多麼極端、誇張，都不應表露出任何的同情或驚恐。相反地，醫生應該「從一開始就斬釘截鐵地告訴她：妳其實沒有任何疾病，事實上，妳的健康狀況非常好，妳的疾病都只是對真實疾病的一種詐病性模仿。」[14]面對這種詐病，醫生必須發動「心理戰」，利用「羞辱和羞恥」以及「威脅要揭露其裝病行為」來鼓勵病人做出改變。醫生必須進行全面的攻擊，不容有絲毫的疑慮或猶豫。「在任何情況下，都必須使用淺顯易懂的語言，用最簡單的說詞傳達自私和虛偽的概念，而不是以任何有禮和優雅的婉轉語言來掩飾。」[15]無論她們是如何的生氣或流淚、憤慨不平或激烈的反抗，都必須忽視，並以冷靜的權威態度面對，堅持醫生的權威必須要服從，絕不對「裝病」做出任何讓步。

卡特認為這場醫病對抗可能會非常激烈且持久。這場戰鬥最好在遠離家庭舒適環境的地方進行，因為家庭成員可能會屈服於狡猾的女人對疾病症狀的操控，並且由於錯誤的同情而阻礙了必要的堅定立場。因此，將患者轉移到醫生的診療機構是一種明智作法，這樣可以確保不會受到被病患所誤導的溫情干擾。最終，勝利將屬於展現出最大決心和毅力的一方。同時，也必須採取預防措施，以防止「忽視真實疾病的致命錯誤」[16]的發生——最後，正是這個要求，使得醫生有理由對抗一種並非真正的身體疾病，即使，這種疾病似乎並不屬於醫學領域。所有其他職業的成員都有可能被患者的痙攣發作、出血、癱瘓和疼痛所欺騙，從而對這些無論如何都必須要忽視和壓制的症狀，賦予了正當性和新的活路。「這個過程，」卡特坦言，「總是充滿困難，往往也很艱辛，但我還沒有聽說過哪個案例最終失敗了；我把這個方法提供給我的醫療同業們，作為一種治療方法。從人的角度來看，這個方法肯定足以對抗這種他們所面臨的最難控制的疾病之一。」[17]

布魯德內爾・卡特承認，這種對歇斯底里的觀點，不僅病人，甚至他們的家人也難以接受。患者的裝病行為逼真到令人信服，以及她們的頑固症狀如此難以消除，和親人們堅信這些年輕女孩的道德感高尚，不可能會進行這種欺騙行為，都使得他幾乎無法實施他的治療計畫。此外，就像其他醫生一樣，如果他一次將多個「神經失調」病人帶到他的住所，他就有可能違反精神錯亂法。該法為了保護病人不受虐待，規定只有經過許可和檢查合格的收容所，才能監禁和限制精神病患者。不久後，卡特選擇不再與歇斯底里症糾纏下去，而是轉往其他醫學領域，將他的醫學才能應用於其他不那麼棘手且更具療效回饋的疾病上。

如果說布魯德內爾・卡特和其他對於歇斯底里患者的頑固對抗感到厭倦的全科醫生們，試圖將歇斯底里症從真正的疾病中排除，那麼其他醫生就沒有那麼篤定了。早在十九世紀初的幾十年裡，醫學界對神經系統本質的研究就已經加快了步伐，對神經功能的新的理解則為解釋歇斯底里症提供了另一種基礎，這種理解重新建立了歇斯底里症與子宮和女性生殖器官的古典關聯。這種新的關聯強化了一種觀念，即歇斯底里症必然是一種主要的，甚至可以說幾乎完全是女性的疾病。最重要的是，此時歇斯底里症也被視為一種基於生理範疇的（因此是真實的）疾病。

確實，十九世紀的醫學家並不需要像早期的神經學家，如：查爾斯・貝爾（一七七四～一八四二）、馬歇爾・霍爾（一七九〇～一八五七）、湯瑪斯・萊科克（一八一二～一八七六）或約翰內斯・米勒（一八〇一～一八五八）等人那樣的專門研究，就可以得出結論：女性和男性不同，她們屬於較劣等的人類物種，是一種相對脆弱的性別，這種劣等的特性深植於她們的生殖系統和相關的生物性特徵。正如卡羅爾・史密斯－羅森博格和查爾斯・羅森博格*恰如其分所指出的那樣，對於十九世紀維多利亞時代的醫生來說，沒有什麼事實比女性是「其生殖系統的產物和囚徒」更無可爭議的。[18]女性的能力、角色和行為，也就是她的社會地位，不可避免地與子宮和卵巢的存在及其功能緊緊相連並受其控制。生殖器官在人生不同階段裡所帶來的危機和週期性變化，都彰顯出女性天性中所有的特點，如：情緒的支配超過理性；她的關愛和撫育嬰兒的能力；對家庭生活的偏好；以及她「天性」的純潔和道德敏感性等等，都可以追溯到其生殖器官在人生不同階段所經歷的危機和週期性變化。女性身體的不穩定性，無可避免地會影響到她們的日常生活，進而深刻地影響了女性的健康，並形成了她更加嬌嫩和脆弱的生理基礎。

神經學方面的新研究為女性在生理上的差異和較為劣等的證據上，做出了具「科學」性的貢獻，這是一種新的方式來概念化和詮釋女性情緒不穩定和脆弱性的論點。一八二八年，英國精神病醫生喬治・曼・伯羅斯（一七七一～一八四六）聲稱，在科學研究方面已得到具有權威性的論證，證明「大腦的功能與子宮系統緊密相關，因此如果子宮系統在人體的任何一個生理過程中被中斷或干擾，都可能影響大腦的功能」。[19]當這些主張首次提出時，曾被視為一種過度誇張的瘋狂言論，它們幾乎只是空話。然而，隨後神經系統的實驗研究導致了「反射弧作用†」概念的發展，相關的反射刺激（reflex irritability）概念則提供了一種新的思路來解釋女性為什麼更容易出現情緒障礙和精神疾病。青春期、懷孕、分娩、哺乳期、月經來潮和更年期，每一個階段都帶來了新的衝擊和壓力，進一步增加了女性身體系統所承受的總壓力和衝擊，在許多情況裡，導致理智和意志的崩潰，以及全面失控。因此，用哈佛大學醫生霍雷肖．斯托爾（一八三〇～一九二二）的話來說，女性之所以容易罹患各種歇斯底里症這類精神缺陷，關鍵在於「男性的身上沒有這種同質性或類似性」[20]。一般而言，「意志力、自發性行動能力（或自主）運動和判斷力被認為是中樞神經系統的功能，而身體功能，包括生殖，被認為是由反射神經系統調控的。」[21]女性擁有龐大而複雜的生殖器官，而大腦相對較小，因此女性比男性更容易受到反射弧作用的影響，遠超過受理性思維的支配。

＊編按：卡羅爾．史密斯—羅森博格（一九三六～）是美國女性主義學者；查爾斯．羅森博格（一九三六～）是美國醫學史教授，兩人是夫妻。

†譯注：反射弧作用（reflex action），又稱為反射動作。是對外在刺激做出的自動快速反應，它可以最大限度地減少潛在有害條件對身體造成的更嚴重損害，例如：膝跳反射。因此，反射動作對於許多生物的生存至關重要。反射弧的神經傳導路徑絕大部分不進入大腦，不涉及大腦的意識部分。而是直接透過脊髓的神經元來完成反射動作，這就是為什麼反應會如此迅速的原因。

從青春期開始，女性的身體會逐漸開始成熟，使她的生殖器官發生了重大變化，這些變化與她的神經系統密切相關，從而影響到她的大腦。從此，她「被迫服從於一項特殊的生理規律……成為週期性身心變化的受害者，自此之後她的生活就是一個持續不斷的變動難安」。潛在的「情感、欲望和激情……現在已經逐步醞釀成形」，伴隨的情緒困擾也將接著浮現。因為連動於這些身體變化的潛在激情「就像火山底下悶燒的岩漿，隨時可能在任何令人感到激動的時刻來個徹底的大爆發」[22]。因此「過度的興奮」或生殖系統紊亂會給大腦和神經帶來巨大的壓力，可能進而引發歇斯底里，甚至是徹底的精神錯亂。「就像我們也可能罹患一些多種多樣且難以辨識的大腦功能疾病一樣，女性則會罹患骨盆腔器官的特殊疾病，而令女性感到過度的情緒激昂和興奮。」[23]關於『性』行為，無論是性交還是手淫，甚至是「不當的性幻想激發」，都會造成「子宮器官的神經興奮和血管充盈擴張」，這反過來又「決定了精神疾病的特徵，將某些道德情感或心智表現提升到過度的狀態」。因此，產生了所謂「歇斯底里的女性」[24]。

一群特殊的醫療人士對這些觀念抱持著濃厚的興趣，因為這些觀念讓他們在滿足患者的需求上，有機會發揮更大的作用。幾個世紀以來，西方醫學界一直貶低專業化的概念，因為專業化是那些非醫學正規所培養的「江湖庸醫」的招牌，他們利用公眾的輕信，為性病、眼部疾病、糖尿病或痛風等這些令人難以啟齒的疾病患者，提供專利性療法。（當然，這些專家們都聲稱自己擁有卓越的專業知識，在一個競爭激烈的醫療市場中，這些江湖庸醫仍然具有強大的競爭力，反而是獨立執業的醫生很難脫穎而出。）而收容所醫學的興起，或許代表了這種傳統觀點的一個少數例外。然而，這些收容所裡的瘋子醫生（Mad-doctors）仍然被醫學界的同仁們和廣大民眾懷疑和不信任，而他們的動機和能力也顯得相當可疑。他們用來治療精神錯亂的方法是道德療法*，主要是由非醫學背景的外行人士所開發出來的，他們認為傳統的醫學療法沒有什麼價值，不太重視對身體的治療，而是著重於為患者創造適切的環境以進行社會心理干預性操作。精神病醫生作為收容所醫生主要治療那些被嚴重汙名化並與外界徹底隔離的重症病人，因此他們的療法很容易被視為非正統，嚴格來說，在一開始時，這群瘋子醫生的專業性在整個醫學界幾乎沒有獲得任何關注。

這種擴展到其他形式專業化的懷疑，部分源於懷疑者庸俗的經濟動機。因此，在十九世紀早期，

*譯按：十七世紀以前「瘋子」通常被視為失去理智的野生動物。他們不負道德責任，受到公眾的蔑視和嘲笑，有時被關在條件惡劣的收容所裡，經常被鎖鏈鎖住，被忽視多年，或遭受無數曲折的「治療」，包括鞭打、毆打、放血、電擊、飢餓、刺激性化學品和隔離。直到十八世紀初，有人試圖為患者們爭取更多的同理和友善的治療環境。法國醫生菲利普・皮內爾（Philippe Pinel，一七四五～一八二六）被公認為是提倡道德療法的第一批改革者，義大利醫生文佐森・基亞魯吉（Vincenzo Chiarugi，一七五九～一八二〇）隨後發起了收容所的人道主義改革。兩人也都主張取消以鎖鏈約束患者的治療手段。目的都在於建立一個合適的人道環境來促進治療的工作。

獨立的執業醫生很難脫穎而出。由於擔心被貼上從事某一行當的標籤，醫生們更是嚴格遵守早先禁止為自己的產品做廣告的禁令，畢竟這種行為在那些渴望得到紳士身分的醫生群體中被視為並不得體。因此如果能夠自稱是某方面的專家，並能有效地說服潛在的病患客戶，就能樹立起自己在治療特定形式的疾病和虛弱方面擁有比全科醫生更多的經驗和技能的形象，這可能是一種吸引患者的合法途徑和可行策略。這是一種最容易被那些有明確實踐方式的醫生所採用的策略，而最先抓住這個機會的是婦產外科醫生。

十九世紀中葉，婦科醫生這個名稱開始被使用，並對全科醫生形成了特別強大的威脅。他們當然滿足了女性一些最私密的需求，特別是現身在女性分娩之際，使得他們在患者的日後生活中反覆出現、能見度頗高，且成為一個攸關生命安全的重要角色。婦科作為一門醫學專業，它的進步同時促進並倚賴於科技在分娩過程中日益重要的地位，以及在治療婦女生殖器官疾病的方法上的技術進步。事實上在這個時期裡，當傳統的激烈療法的無效變得愈來愈明顯時，促使許多醫生開始擁抱治療的虛無主義，許多患者放棄對抗性療法*而轉向順勢療法†、湯姆森草藥醫學主義（Thomsonianism）和其他各種趁勢鵲起的類似派別。不過，正統醫學仍在公眾中持續保有影響力，這要歸功於這個時期的外科技術和醫學實務的大幅進步。就和外科的一般情況一樣，婦科領域的這些進步最終源自兩個關鍵的發展：首先是從一八四〇年代開始使用的麻醉技術，其次是在十九世紀的最後三分之一，醫界（經過一番艱難的抗爭後）接受了約瑟夫．李斯特‡對消毒的強調。麻醉和消毒，特別是將兩者結合在一起後，首次使得侵入性手術得以發展成為常規性的治療方法，並使得技能和能力得到了提升，這構成了醫學主張其科學正當性的驚人證明。

在一八五〇年代的婦科醫生中，很少有人比婦科醫生以撒．貝克．布朗（一八一一～一八七三）更熱情、更大膽，他的專業技術能力（以及願意冒患者生命危險）使他迅速躍升為倫敦醫界菁英的佼佼者。一八四八年，他被選為英國皇家外科醫學院的院士，《刺胳針》編輯托瑪斯．威克利（一七九五～一八六二）曾讚賞有加：「他的手術室很快就成為專業人士最期待造訪的倫敦聖地之一，他在為

---

*譯注：對抗性療法（allopathic medicine），由順勢療法的創始人塞繆爾．哈內曼（Samuel Hahnemann，一七五五～一八四三）在一八一〇年提出，是順勢療法等替代療法中對主流醫學所使用的理論和治療方法的稱呼。指採取針對疾病本身的成因直接對抗、移除，使用藥物的活性成份或物理操作（手術）等方法治療疾病或傷勢。

†譯注：順勢療法（homeopathy），順勢療法的創始人塞繆爾．哈內曼於一七九六年按「以同治同」理念創出此療法，該療法於十九世紀最為流行。順勢療法認為，如果某個物質能在健康的人身上引起罹患某病的症狀，該物質即可用來治療此類疾病，此理論是「以同類來治療同類」，也稱為以同治同。例如洋蔥會引起打噴嚏，但是經過多次稀釋後的極微量洋蔥順勢方劑，則能用來治療以打噴嚏症狀為主的鼻炎。

‡譯注：約瑟夫．李斯特（一八二七～一九一二），英國外科醫生，外科手術的消毒無菌術（antisepsis）的發明和推廣者，被譽為「現代外科學之父」。

女性會陰部做手術時所展現的出色技巧和以左手所展現的能力，總是引發了在場人士的讚嘆。」[25]他於一八五四年出版了《女性外科疾病》一書，以及他在創建聖瑪麗醫院時所扮演的重要角色，都是他在專業聲望上進一步提升的標誌，並於一八六五年達到了他職業生涯的高峰，當選為倫敦醫學會主席。

在一八五〇年代初，貝克．布朗是最早在助產和產科手術中使用氯仿（chloroform）的醫生之一。他開創了修復陰道和直腸瘻管（fistula），以及處理子宮脫垂的新技術，儘管他的前三名患者在手術中不幸去世，他仍對於以卵巢切除術（ovariotomy）來治療「卵巢水腫」（ovarian dropsy）滿懷希望。《刺胳針》的編輯將他形容為「作為一名執行手術的婦科醫生，他大膽、技術靈巧而且總是能成功完成手術」[26]，這為他帶來了源源不絕的富人和貴族病患。因此，到了一八五八年，他有足夠的信心從聖瑪麗醫院的合作中抽身，並建立了自己的私立醫院：倫敦女性外科疾病之家。

就和他的許多從事女性生殖器治療的同事一樣，貝克．布朗面對「伴隨著歇斯底里和其他神經失調情緒……」的身體病理學複雜病例時，也經常感到挫敗和無助。他說，這些女人「完全無視我為了緩解她們的症狀所付出的心思和努力」[27]，這似乎呼應了布魯德內爾．卡特對歇斯底里的一些抱怨。不過，就在他讀到模里西斯神經生理學家布朗．塞卡德（一八一七～一八九四）在《刺胳針》上所發表的《中樞神經系統的生理學和病理學》講座內容時，他的沮喪挫敗感得到了緩解，同年他在倫敦的私人醫院正式營運。這是他第一次對這些棘手病例提出了一種新的治療策略。根據當時的反射刺激學說，這位法國生理學家認為中樞神經系統的損傷可能是由於周圍神經過度興奮所引起的。貝克．布朗馬上意識到這個論點與他的醫療實務息息相關：他的病人的歇斯底里症和神經病症，其根源一定是一種有害卻又難以啟齒的習慣，那就是「陰部周邊神經的過度興奮」，或者，說得更直白點，就是女性的自慰行為。

貝克．布朗將自慰視為歇斯底里和其他形式精神錯亂的病因，這完全是一個了無新意的假設。因為自慰性精神錯亂（Masturbatory insanity）一直是十九世紀早期精神病學文獻主要論述的觀點，並且由於對能量守恆定律重要性的日益強調，這一理論在許多方面獲得了新的可信度。另一方面，這一理論已經被用來為一些痛苦的，或者更準確地說是近似虐待狂的「治療方法」提供了合理的基礎。在當時一種特別流行的治療方法是「持續對刺激部位施加最強烈的腐蝕劑」[28]，以勸阻患者遠離這些骯髒的習慣。然而，貝克．布朗鄙視這種不徹底的療法，認為它們完全不足以「消除這種深層的神經刺激」，並立即採取行動，「透過手術移除興奮的源頭——也就是女性的陰蒂」[29]，來進行治療。

在貝克．布朗看來，這種極端的治療方法是合理的，因為神經衰弱對整個系統構成了威脅。他向讀者保證，自慰導致的神經功能喪失，將會造成一系列更惡化的結果，會依序導致「歇斯底里、脊髓刺激、歇斯底里性癲癇、僵直性發作、癲癇發作、白癡（原文是這麼寫的）、躁症，最後是死亡」。他在一八五八年至一八六六年間的手術結果紀錄證明，「無論我們是希望治療功能性疾病、阻止器質性疾病惡化，還是到最後只是有機會避免死亡，治療方法都必須相同。」[30]一旦有適合進行此種治療的患者出現，他會立即進行手術。有時手術過程中他會停頓一下，但這並不是他內心有所疑慮，而是為了確保患者已經「完全處於氯仿的麻醉效果下」，才會「用剪刀或刀子輕易地切除陰蒂」[31]。根據貝克．布朗自己的說法，手術結果非常令人滿意，而且在一個月內，「不知情或非醫療人員很難發現任何手術的痕跡。」[32]無論是白癡、癲癇症、歇斯底里症、癱瘓的患者，還是年輕人和老年人，都可以透過外科手術輕鬆治癒。即使在女性性慾亢進（nymphomania）的情況下，「只要進行醫療手術，無論手術過程多麼短暫……都能受惠」，貝克．布朗也對術後的成功率提出了保證：事實上，「在任何情況下，有時我也不太確定能不能永久治癒……不過我在治療後，從未見過有人疾病復發。」[33]儘管貝克．布朗的成就受到高度吹捧，儘管他的做法也明顯符合維多利亞時代中期醫學理論的一些核心假設，但可能正是因為這些被過度吹噓的成就，他的工作帶給他的是恥辱，而不是他所期待的名聲。在他的書出版後不到一年，陰蒂切除術（clitoridectomy）及其作者都被棄置於黑暗角落中。這是為什麼？

儘管從表面上看，這並非因為治療的殘忍性或失敗率所致。正如美國女權主義評論家伊蓮．肖華特（一九四一～）在《女性疾病》（一九八五）一書中所指出的：「手術的切除、藥物的鎮靜和心理的威嚇……這些種種粗暴的過程，儘管殘忍，但似乎是一種有效的重編程（reprogramming）方式……」[34]無論如何，在貝克．布朗的工作所引發的批評風暴中，手術的無效性從未被嚴肅認真地檢討過，但手術過程的殘忍粗暴卻是無庸置疑的，這一點可以從貝克．布朗的一位前助手對此所做的描述中清楚地看到：

這個過程使用了兩種器械：一種是布朗先生在陰蒂切除術中經常使用的一對鉤狀鉗子，以及一個燒灼的烙鐵……就像往常一樣首先將陰蒂用鉗子夾住。然後，將紅色烙鐵的薄邊繞過陰蒂基部，一部分被切割或鋸斷，一部分則被撕掉，直到根部與附近的組織分離。陰蒂被切除後，兩側的小陰唇也以類似的方式用烙鐵切斷。在陰蒂和小陰唇都被去除後，手術就算告一段落。接著，拿起烙鐵的背面，切開陰唇表面和未被燒灼的外陰其他部分，接著用烙鐵對這部位前後來回地摩擦，直到這些部位被更有效地破壞，這比布朗先生使用剪刀所達到的效果更好。[35]

但是核心問題並非手術的殘忍過程，甚至不是最關鍵的問題，因為對貝克．布朗批評最為激烈的同行們，他們自己使用的治療方法同樣令女性患者感到不愉快。反而是貝克．布朗行為的「道德層面」引起了同行們對他的普遍憤怒與撻伐。事實上，當我們稍微關注當時相關的紀錄，就可以發現在貝克・布朗出書之前，他的醫療行為就已經引起了一些富有影響力的醫學報章雜誌的負面評論。由於在十九世紀中葉醫療從業者的紳士地位並不穩定，因此醫學菁英們對於足以威脅到自身醫療職業社會地位的行為就會異常敏感。貝克・布朗的醫療行為以多種方式相互強化，突顯了這個重要問題。

他曾多次積極地尋求公眾對他的觀點與做法予以關注和認同。例如，一八六六年初，在他撰寫陰蒂切除術的書出版之前，他與《標準》雜誌的一位友好記者安排撰寫了一篇關於「倫敦外科之家——令人欽佩的機構」的文章，這篇內容十分誇張的文章，立刻引起了《英國醫學期刊》編輯對他的尖銳批評：「我們懷疑專業人士是否認可這種將此特定機構向公眾宣傳的方式……過度的自我讚揚並不能代表是真心的推薦。」[36]貝克・布朗沒有領會到話中的暗示。幾期後，《英國醫學期刊》又再度予以抨擊：倫敦外科之家最近的年度報告中瀰漫著「令人遺憾的過度浮誇精神……」。而他那關於陰蒂切除術的新書，為了證明「這種手術可以對某些特定的神經疾病類型有存在價值」，也提出了類似的瘋狂和毫無根據的說法。還有同樣令人感到無法接受的是書本裝訂的樣式，它採行的是一種更適合「像是擺放在客廳桌子上的雜誌類作品」[37]。貝克・布朗似乎更希望得到普通人而非專業人士的認可，《教會時報》上刊登了一篇文章，支持他的手術，並敦促神職人員將其推薦給教區居民，企圖藉以增加人們對他的認可，以及貝克・布朗將倫敦外科之家的年度報告寄給了「王國中一半的貴族」[38]等等行徑，都加深了這種印象。而且，當貝克・布朗再次利用在報章雜誌上進行毫不掩飾的宣傳手法，刻意描繪出另一個過度盛讚美化的故事，藉以吹捧他在面對患者精神錯亂的情況下所擁有的獨特療法時（像是在一八六六年十二月十五日的《泰晤士報》上的大篇幅廣告），編輯們終於失去了耐心，並將其醫療活動提交給精神失調委員會（commissioners in Lunacy）*。

事實證明，貝克・布朗堅持不放棄一種極度嚴重違反職業規範的行為方式。他對於追求公眾關注的執著，簡直就像個商人，這是醫生（尤其是外科醫生）極力想要避免的。在十九世紀中葉，倫敦的醫學界競爭激烈，無論是直接或是隱晦的廣告，都對專業的經濟利益和地位構成威脅。因此，採取這種預期會招致許多汙名和咒罵的誇張廣告手法的人，甚是罕見。而同樣嚴重的是，貝克・布朗居然傾向於向非專業人士尋求認可，而不是專業同行的意見。此舉引發了他可能是庸醫的疑慮，尤其是當他聲稱能夠治療一系列迄今無法治癒的疾病時，這種疑慮變得更加合理且可信。

到一八六六年底，倫敦的醫界菁英們幾乎一致集體攻訐這位最近引領風騷的同行。正如邁克爾・克拉克所正確指出的，醫生的道德和牧師教牧的職責是維多利亞時代醫生主張權威和威望的重要基礎，也許是最重要的基礎。任何會讓道德的正直和廉潔誠實蒙上陰影的事物，都會同時威脅到該行業

＊譯按：精神失調委員會或精神錯亂委員會，是根據一八四五年精神錯亂法案成立的公共機構，負責監督和維護英格蘭和威爾斯的收容所和精神病患者的福利。

最重要的關注，也就是維護其社會地位和使命基礎的首要關懷。正因為他違反了「醫生職業行為的首要原則」[39]，才摧毀了貝克．布朗。因為在婦科這個專業領域中，維護職業榮譽基礎的信條總是可能以特別的力量和激烈的方式來執行，正如《英國醫學期刊》編輯所說的，婦科醫生「超越其他（醫學）人士，他們不僅是生命的守護者，更是在社會環境的影響下，往往也是女性榮譽和純潔的守護者。」[40]

在當時婦科醫生的地位非常不穩定，他們剛「從前幾個世紀我們所處的困境和陰霾中熬過來」，用T．H．坦納的話來說，這使得婦產科學會有必要向「公眾證明，作為有高尚品德和紳士風度的男性，她們自身的健康交託在我們手中是安全的」。[41]作為男性，尤其是作為一個醫生，婦科醫生對弱勢性別擁有特殊的權力；然而，如果他們不負責任和「不道德」地使用自己的這種權力，他們行使這種權力的社會使命就將迅速消失。正如英國外科醫生西摩．哈登（一八一八～一九一〇）在將貝克．布朗逐出婦科學會時提出的看法：

> 我們將自己定位為（女性）利益的守護者，並在很多情況下……成為她們榮譽的守護者。事實上，我們是強者，她們是弱者。他們只能相信我們告訴她們的一切。她們無法對我們向她們所說的任何事情提出異議，因此，我們可以說她們任由我們擺布……在這種情況下，如果

我們違背最嚴格的榮譽原則，如果我們以任何形式或方式欺騙或傷害她們，我們將不配繼續擁有我們目前所從事的職業。[42]

毫無疑問，貝克·布朗的行為構成了「對該行業每一個成員的基本信仰的違背……」[43]；一種對於信任的背叛，如果沒有職業道德的捍衛者的強力回應，可能會對婦產科的道德正直和誠實的聲譽造成嚴重打擊，而這正是該職業在勞動分工中享有特權地位的基礎。因此，他受到了醫療同行們嚴厲和無情地對待。然而，這並不是婦科醫生最後一次試圖將歇斯底里症的治療視為自己專業範疇。

第五章 美國神經質

正如汽車保險桿上的貼紙所說的，戰爭對兒童和其他生物都沒有好處。然而，對於軍醫來說，這完全是另一回事。戰爭的創傷毋庸置疑需要大量的醫療護理，即使不能真的治癒多數患者，但仍可以保持部隊的士氣。（在無菌外科手術普及之前，戰場上的死亡率極高，醫學對抗傳染病的手段也同樣無力而令人失望，因為傳染病經常造成部隊的大量死亡。）但除此之外，戰爭讓部隊的軍醫得以有機會觀察各種創傷對人體的影響，這是一系列自然實驗，從中可以學到許多東西，但這些實驗在平時，即使是對精神病患者和智能障礙等這類脆弱群體，也永遠無法以相同規模進行複製。

美國內戰*是最早的現代機械化戰爭之一，持續多年，造成大量傷亡，這正是上述自然實驗的經典例證。軍事醫學界的傑出人物利用他們的經驗，學習到有關活體病理學的新知識，並在戰爭結束後的幾年中加以應用。費城富有聲望的醫生塞拉斯・維爾・米切爾†及其同事小威廉・基恩（一八三七～一九三二）和喬治・莫雷豪斯共同撰寫了一本名為《槍傷和其他神經損傷》（一八六四）的專著。戰爭結束後，米切爾開設了一間診所，成為新一代的醫學專家，也就是神經科醫生（neurologists），這是一門新的治療技術分支。不久後，曾擔任聯邦陸軍軍醫的威廉・亞歷山大・哈蒙德（一八二八～一九〇〇）也加入了他們的行列。

因此，美國神經學作為一門臨床專業，可以追溯到戰爭的影響。當然，從另一種意義上說，也真的如此，因為許多湧入這些新興「神經專家」候診室的患者大多是在戰鬥中受傷的士兵。有些人的頭部、脊髓或周圍神經系統有明顯的創傷，但有些人的傷口則更難追蹤到具體原因，這大概就像有些人大膽暗示的那樣，這些傷口是想像出來的，要不就是他們所經歷心理創傷的產物。但還有另一群患者愈來愈頻繁地出現在醫療現場，無論是從身體上還是心理上來檢視創傷，他們不可能有戰場創傷這樣的問題存在，因為這些人都是女性。這群歇斯底里患者湧向新的神經醫學專家群體，就好像他們代表了來自天堂神賜予的嗎哪‡。因為全科醫生讓她們失望了，而婦科醫生也還未能替他們的神經症病人提出一種獨特的新療法，儘管他們在不久的將來就會聲稱已經做到了。如果神經科醫生是科學醫學發展最領先的尖端，如果他們比任何人都更了解大腦和神經方面的疾病，誰能比他們更適合來治療歇斯底里症呢？

無論願意與否，神經科醫生發現自己被捲入了功能性神經疾病的漩渦中，不管是在退伍軍人中，還是在富裕社會階層的貴夫人（以及她們青春期的女兒）中，所有人都要求要對他們的疾病進行診斷，並尋求最現代、最新的科學治療。他們必須得做出回應，而且無論如何，他們的醫學專業領域尚在起步階段，並且存在相關的營收不穩定的經濟弱點，意味著他們幾乎無法拒絕這群有利可圖且執意尋求治療的患者。

另一方面，神經科醫生專注於大腦和神經系統疾病，雖然他們可能並未直接聲稱自己是所有這類疾病的專家，但他們的專業焦點使他們至少在某種程度上具有這種專業知識。一般來說，維多利亞時代的醫生們致力於區分神經系統疾病和精神疾病，但始終沒有取得太大的進展。因此，至少在理論上，神經學是收容所醫生的競爭對手，後者有被囚禁的精神病患者。實際上，神經科候診室的患者和

*譯注：美國內戰（一八六一～一八六五），通稱南北戰爭，是美國歷史上最大規模的內戰。參戰雙方為北方的美利堅合眾國（簡稱「聯邦」，Union）和南方的美利堅邦聯（簡稱「邦聯」，Confederate）。估計約有百分之十的二十至四十五歲北方男性和百分之三十的十八至四十歲南方白人男性在戰爭中死亡，雙方傷亡人數合計達七十四萬人。南北戰爭時期，醫療水準雖在戰爭階段有提高，但仍處於較低水準，醫療環境也相對惡劣。由於傷兵人數過多，空間有限，許多傷員只能待在露天臨時醫院。受限於醫生人數和治療時間，當時主要採用截肢的方法治療傷員，以致戰爭後，留下許多四肢不全的殘疾人士。

†譯注：塞拉斯·維爾·米切爾（一八二九～一九一四）美國醫生、科學家、小說家和詩人。他被認為是神經病學之父，他發現了灼痛症（複雜的局部疼痛症候群）和紅斑性肢痛症。南北戰爭期間，他在費城特納斯萊恩醫院擔任神經損傷和疾病治療主任，並在戰爭結束後成為一位神經病學專家。在這一領域，米切爾率先採用休息療法來治療「精神疾病」，尤其是神經衰弱和歇斯底里，隨後亦被醫學界廣泛採用。

‡編按：嗎哪（Manna，思高聖經譯作瑪納）是《聖經》故事中摩西及其子民在沙漠中得到的神賜食物。

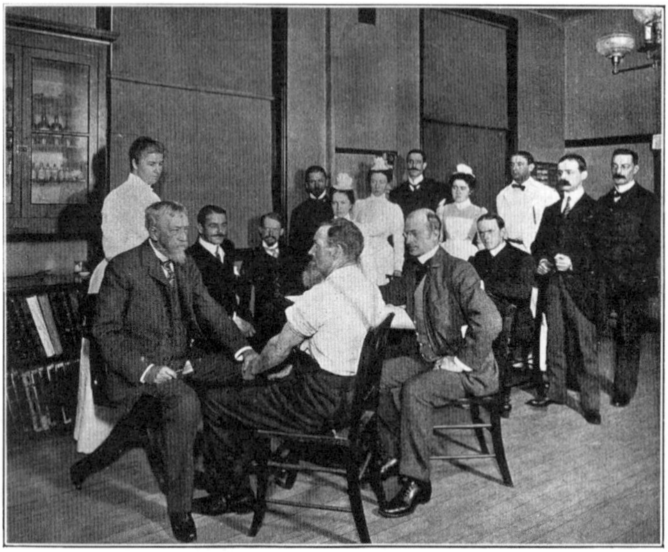

圖7　塞拉斯·維爾·米切爾，費城神經科醫生和小說家，「休息療法」的創始人，他因治療大量尋求他幫助的歇斯底里症和神經衰弱症患者而致富。此圖是他在費城骨科醫院檢查一名美國內戰的退伍老兵。（倫敦惠康圖書館）

那些發現自己是非自願被關在收容所的患者之間，無疑存在著相當程度的重疊。當然，神經科醫生愈來愈認為自己的專業涵括了這整個疾病範疇，並認為自己在訓練和科學素養方面遠超過他們的收容所同行。他們認為這些收容所同行與「科學醫學」脫節，選擇把自己鎖在他們所管理的收容所裡，幾乎和他們所囚禁的病人一樣待在安全的舒適窩。紐約神經科醫生愛德華·史皮茲卡（一八五二～一九一四）曾對此冷嘲熱諷，說他們是一群暖氣系統、善於經營庇護農場和汙水處理的專家，「他們是什麼都精通的專家，除了診斷、病理學和治療精神病之外。」[1]當神經科醫生以這種方式表達認為自己的知識和技能優於別人時，無可避免地激起了與在收容所工作的精神病醫生（他們是瘋病醫療行業的一個分支）日益惡化的對立關係。

到了一八七〇年代，這兩組專家公開地相互攻擊，在接下來的十年裡，這場爭執愈演愈烈。然而，與此同時，兩邊的人馬都發現自己正在抵禦另一群試圖闖入這片領土的醫生群體。畢竟以撒·貝克·布朗的不光彩結局並沒有把所有歇斯底里症的病人徹底趕出婦科醫生的候診室，也沒有澆熄該婦科專業成員們對於服務這些客戶群的興趣，後者為數眾多且有利可圖。現在，他們聲稱子宮、卵巢和大腦之間存在某種關聯，並促使他們發明了另一種治療歇斯底里症的外科療法。

這項新的婦科手術被稱為「正常卵巢切除術」（normal ovariotomy），旨在藉由手術將卵巢切除以達到人工停經的效果。它的創始人是一位來自美國喬治亞州羅馬市的外科醫生，他有個很貼切的名字，羅伯特·巴蒂*，他在一八七三年以一種彷彿得到天啟神諭般的口吻宣布了自己的突破：「我覺

*譯注：羅伯特·巴蒂（一八二八～一八九五）以開創外科手術而聞名，當時稱為巴蒂手術，現在稱為根治性卵巢切除術（oophorectomy）。在十九世紀下半葉，許多婦女接受雙側卵巢切除術來治療今天公認的病症，例如閉經、痛經、月經過多，以及當時被稱為盆腔神經症、卵巢多動症、卵巢痛、月經不調（經前期）的各種症候群狀、卵巢癲癇和性（色情狂）障礙。巴蒂本人在一八八八年被 EP Becton 估計約進行了數百次卵巢切除術，到一九〇六年，根據其廣泛的統計，估計有十五萬名婦女接受了這種手術。編按：巴蒂的名字 Battey，發音接近 batty（瘋狂、怪異），作者提及他的名字很貼切，可能與其開創的爭議手術在當時醫學界被視為激進且瘋狂有關。

得……為自己開闢一條穿越神聖的土地的新道路是我的職責……我深入了女性生物體的最隱密之處，並從其指定的位置取走了一個腺體，其神祕而奇妙的功能引起了人類極大的興趣。」[2]當然，這項手術並非他首創，在他之前已經有醫生從其特定位置「取出」卵巢。巴蒂的獨創性在於他故意將手術範疇擴展到將「健康」的卵巢器官也予以切除。因此，他使用了「正常」卵巢切除術這個術語，選擇這樣一種語彙後來令他感到十分後悔。

雖然巴蒂提出他的手術能夠有效處理多種病理狀況，尤其是那些病源被認為來自於那些被月經週期所困擾的女性，但其宣稱的神奇療效很快就集中在神經疾病的治療和成效上。作為一種外生殖器手術，貝克．布朗的陰蒂切除術在尚無具備防腐無菌技術的時代還勉強可以進行，只偶爾會出現因猛爆性感染而導致致命的併發症。但是，惟有在大家充分理解並普遍接受手術過程中消毒無菌的重要性之後，卵巢切除術的技術才得以大規模執行。即使如此，在手術的第一個十年裡，所有接受治療的病例中，死亡率平均為三分之一，因此那些嘗試接受這種治療的人，普遍發現自己遭到譴責，甚至被排斥。

然而，到了一八八〇年代，死亡率已經明顯下降，達到了被認為更可接受的水準（例如，巴蒂本人在一八八六年報告了一系列的七十個病例中，只有二例死亡，六十八例「康復」），隨著手術在技術上的可行性確立，一場名副其實的卵巢切除狂熱席捲了美國和英國（雖然沒那麼狂熱）。在一八八〇和一八九〇年代進行的手術確切數量永遠無法估量，因為除了少數例外，這些手術絕大多數都在私人診所或綜合醫院進行；光是英國外科醫生勞森・泰特（一八四五～一八九九）自己就做了幾百次手術，僅從已發表的病例來看，接受這種手術的女性可能達到數千甚至數萬名。

接受這項手術的人幾乎都是在精神錯亂的邊緣徘徊的人，他們被英國醫生莫蒂默・格蘭維爾（一八三三～一九〇〇）稱為是身在「迷宮、迷茫和漂流之地」（Mazeland, Dazeland, and Driftland）[3]的居民。在大多數情況下，收容所主管完全阻止收容機構的病人嘗試這項手術，除了不願讓競爭對手進入他們試圖壟斷的領域外，也擔心如果他們允許收容所監禁的患者進行危險的實驗，將會遭到廣大公眾的強烈反彈。因此，歇斯底里症患者以及用費城著名婦科醫生威廉・古德爾（一八二九～一八九四）的話來說，那些「徘徊在分隔歇斯底里症與精神錯亂的狹窄邊界上的人」[4]，通常是巴蒂手術的受益者，而這些人通常是中上流階層女性。醫生、患者和家人都毫不猶豫地認同，歇斯底里症是逐漸發展成慢性精神錯亂的一個中繼站，因此必須及早採取強而有力的措施，以確保古德爾所說的「一線希望」，也許是「唯一的機會」，以避免過上永久失能的生活，或者更糟的是，遭受被監禁在收容所裡的恥辱。[5]當這項手術廣為人知後，醫生們報告說他們被大量懇求接受這種治療的婦女們所包圍。這樣的聲明可能有些是出於自我保護，目的是為了避免醫學界其他人或社會大眾對這種醫療行為的譴責，避免因說服女性接受這種不可逆的手術是否明智的批評。無論如何，這種手術將徹底摧毀患者身為女性最重要、最神聖的任務，那便是能夠為物種繁衍做出貢獻的機會。但過於憤世嫉俗或許是錯誤的。這些報告來自四面八方，包括男性和女性的醫生，很難相信它們全都是憑空捏造或杜撰出來的。此外，歇斯底里症患者急於接受他們的困擾源於身體某個器官的說法，在其他時代甚至在我們自己的時代幾乎是眾所周知的現象。在這種情況下，對卵巢的「攻擊*」符合長期以來關於女性情緒不穩定的起源的民間信念，這種信念隨著神經反射理論的發展而獲得了新的科學外衣。至少，卵巢切除術有助於結束許多維多利亞時代女性必須忍受無休止的懷孕和分娩週期的困境，這或許也是部分患者刻意尋求此項療法的附帶好處。

長期以來，神經科醫生一直嚴厲地批評收容所主管，認為他們與最新的醫學發展嚴重脫節，他們對性手術倡導者的主張更是鄙視。著名的費城神經科醫生華頓·辛克勒（一八四五～一九一〇）就曾諷刺地評論道：

> 對於首次成功進行腹部手術的醫生來說，這似乎與印度虎嚐到血的味道有著一樣的效果。一種無法滿足的欲望被喚醒，此後一生都將持續尋找新的受害者。有些病例的數量達到兩位數甚至到三位數，彷彿外科醫生的手術刀被賦予了魔法師魔杖般的力量，足以讓患者最頑固的特質、最嚴重、最難治癒的病徵都消失了。[6]

因此，其他神經科醫生再次強調精神錯亂和相關疾病是「神經衰弱」（nerve exhaustion）或疾病的產物，因此確實屬於神經科醫生的領域。其他的神經科醫生指責同行們掉入了一個陷阱：「我們很容易被自己看到的事物表象所誤導，」特別是在歇斯底里的病例中，「它們在很大程度上模仿了器質性疾病。」[7]但這些病例只是偽裝成了器官損傷，疾病的真正原因歸結於神經系統。

與這些判斷一致，頂尖的神經科醫生經常譴責卵巢切除術作為一種治療歇斯底里症的方法，簡直是一種殘害，一種「最公然、最有害的……英雄式手術」，它的「邪惡和無用，再怎麼予以最強烈的譴責都不為過」。[8]其他醫生的指責或許溫和一點，但批判的態度仍舊一致。紐約神經科醫生阿奇博爾德·丘奇（一八六一～一九五二）認為，就算假設該手術具有一定的治療價值，但也過於極端和危險，不適用於治療「相對有希望的疾病（如歇斯底里症）」；而他的波士頓同事羅伯特·埃德斯（一八三八～一九二三）則警告說，儘管有這麼多大肆宣稱療效奇佳的吹噓言論，「這種緩解要不是根本不存在，就只是暫時從這項令人印象深刻的手術中，懷抱著療癒希望的預期心態中所獲得的。」[9]

到了一八九〇年代中期，這些疑慮已經在菁英婦科醫生中蔓延開來，作為一種歇斯底里症的療法，卵巢切除術受歡迎的程度迅速下降。積累下來的經驗和病例結果，使大家對手術治療成效早先

＊譯注：這是一種比喻的說法，用來描述醫生進行卵巢切除手術的行為。

的樂觀說法產生了懷疑，而對「腺體內分泌素」（glandular secretions）對女性健康重要性的認識增加，也促使大家懷疑摘除卵巢這項手術是否為明智的選擇。至少同樣重要且諷刺的是，這些男性醫生對女性社會地位的影響，引發了愈來愈多的道德疑慮。這種聲稱是為了罹患歇斯底里症的女人的最大利益而進行手術的說法，「與普遍的看法，即『卵巢切除術』會破壞作為女人的所有重要本質難以調和。」出於道德因素，「一個殘缺不全的女人」不可能期待結婚。誰會要她呢？如果沒有生育的可能性，一個只能發生性關係的女人比妓女好不了多少。因此，用當時頂尖婦科醫生，約翰・霍普金斯大學的霍華德・凱利（一八五八～一九四三）的話來說，婦科醫生帶來了這場可怕且大張旗鼓的誇耀，可視為「將所有身為女人最具意義與價值的生活徹底摧毀的破壞者」。[10]

儘管婦科醫生繼續看診並治療歇斯底里症，但他們所聲稱對該病具有獨特療法的新主張，卻因這項手術風波而受到嚴重打擊。相比之下，神經科醫生則自信地宣稱，他們的專業正在對神經系統及其相關疾病有了更深入的探索和理解，並且對這些疾病已發展出了一系列令人印象深刻的治療方法，這些方法都能刺激和恢復神經活動。在過去的一、二十年間，大家愈來愈認為神經系統是透過電信號來傳導和調節訊息的，因此各種形式的電療（electrotherapy）成了神經科醫學實務中一種獨特的特徵。閃亮而引人注目的鍍鉻和黃銅機器產生了靜電震動，法拉第電流也被用來調整系統，正如神經科醫生鄭重地向患者所保證的那樣，電療可以改變他們身體的分子結構，並同時影響神經系統的反射動作。

此外，其他藥物——如麥角堿、馬錢子鹼、氯醛（chloral）、溴化物、砷、咖啡因、印度大麻、鴉片類藥物以及各種具專利的補品或藥物，也因其在刺激和鎮靜神經上具有替代價值而受到吹捧。在醫療過程中，改變飲食習慣和生活方式也被用來治療這種病症。在這場對抗與治療歇斯底里和神經病症的試煉中，美國神經科醫生維爾·米切爾都不免表達沉重的哀悼與無奈，並聲稱歇斯底里症足以對自己專業招致「令人厭惡的負擔」，並感嘆「歇斯底里症」或許更適合稱為「神祕症」[11]。但他同意他的紐約同行喬治·比爾德（一八三九～一八八三）的觀點，即「神經質是一種生理狀態，而非精神狀態，其現象並非來自情緒反應過度或容易激動或是器質性疾病，而是來自神經虛弱和神經過敏。」[12]

全科醫生就和大眾一樣，在許多情況下並不相信這種說法。可以肯定的是，歇斯底里症和神經虛弱的患者都表現出許多痛苦的跡象。他們抱怨的聲音宏亮且哀聲連連，還有明顯的身體症狀——神經衰弱、痙攣、頭痛、癱瘓、淚流滿面、情緒不穩定、失眠和虛弱——引人注目且令人不安。但這些症狀究竟是真實的還是想像出來的？可以確定的是，這些人被這些痛苦的症狀牢牢纏住了，往往付出了相當大的代價。但這些愛發牢騷、抱怨連連的人顯然在承受這些主要的損失的同時，也享受著各種附帶的好處。許多醫學討論中充斥了對歇斯底里症的女人是騙子、操縱者、自私生物的不滿，這也是英國外科醫生F·C·斯基（一七九八～一八七二）建議採用「讓病患感到恐懼和懲罰的威脅」[13]來治療她們的一個原因。用當時著名的英國精神病醫生亨利·莫茲利（一八五五～一九一八）的話來說，這些把戲和耍脾氣都是一種「道德扭曲」，她們臥病在床是一種騙局，「她們唯一癱瘓的是自身的意志。」[14]這些歇斯底里症女性實際上是否是憤世嫉俗的裝病者，她們的困擾都是「存在於她們腦海裡的想像」呢？

對於這種詐病、裝病的指控，維爾．米切爾和他的神經科同事則抱持著強烈反對的態度。當他們愈倚賴自己在神經學研究方面的專業知識所帶來的威望，堅稱歇斯底里和相關症狀是真正的身體疾病，精神官能症（或神經症）患者愈湧向他們的診療室。值得欣慰的是，相較於硬化症、癱瘓、抽搐和癲癇發作，以及令人沮喪的第三期梅毒等，這些屬於神經科醫生治療範疇的常見疾病，歇斯底里症無疑是更容易治療的。而「神經醫師」（nerve doctor）重新賦予了歇斯底里這種疾病的正當性，確保了愈來愈多的患者前來尋求醫治，其中大多數來自極為富裕的貴族階層，這些都是超級理想的病患群體。例如，米切爾的病人，除了一批社會名流外，還包括諸如珍亞當斯（一八六〇～一九三五，社會工作者、諾貝爾和平獎得主）、溫妮弗雷德．豪厄爾（一八三七～一九二〇，小說家）、伊蒂絲．沃頓（一八六二～一九三七，女作家）和夏洛特．珀金斯．吉爾曼（一八六〇～一九三五，女作家）等知名人物，而他對她們需求的照顧，使他成為一個極為富有的人。但吉爾曼在她的中篇小說《黃色壁紙》（一八九二）中抨擊了米切爾和他的休息療法*，該小說寫於一八九〇年，兩年後出版。正如她在日記中所寫的那樣，維爾．米切爾強迫她完全不要活動，完全隔絕精神刺激，這讓她「幾乎可以看到自己接近精神崩潰的邊緣。」（吉爾曼把她的「小說」寄給了她的醫生米切爾，但他從未承認收到過。）

並非所有來到美國神經科醫生診療室的「神經症」患者都是女性。在一段短暫的時間裡，神經症的男性患者對神經醫師來說構成了一種挑戰，因為神經醫師不願意將歇斯底里的標籤擴大到包括男性。米切爾在紐約的同行喬治·比爾德很快就為這個難題提出了一種論點，來解決這個問題。他宣稱，神經症的男性實際上是罹患了神經衰弱症[†]——字面上的意思即神經虛弱，這是由於過度勞累和過度壓力所引起的。

*譯注：休息療法（rest cure），塞拉斯·維爾·米切爾率先採用休息療法來治療現在被稱為「精神疾病」的疾病，尤其是神經衰弱和歇斯底里症，隨後被醫學界採用。治療主要包括隔離、臥床、節食、電療和按摩，同時在治療過程中，米切爾向他的病人提倡高脂肪飲食。因此他普遍被稱為「飲食和靜養醫生」。他相信富含脂肪的飲食會使他的病人「發胖變紅」，從而治癒疾病。為實現這一目標，他要求他的病人每天喝兩夸脫或更多的牛奶。

†譯按：美國神經科醫生喬治·米勒·比爾德（George Miller Beard，一八三九～一八八三）從一八六九年左右開始推廣「神經衰弱症」（neurasthenia）一詞。他將神經衰弱定義為因中樞神經系統能量儲備耗盡而導致的疲勞、焦慮、頭痛、陽痿、神經痛和抑鬱症狀的醫學病症，比爾德將其歸因於文明社會忙碌的代價。同意比爾德觀點的醫生將神經衰弱與城市化和競爭日益激烈的商業環境的壓力聯繫起來。簡而言之，意指人們試圖取得比他們的身體所能承受的更多的成就。通常，它與上層階級人士和從事久坐職業的專業人士有關。另外，據說美國人特別容易罹患神經衰弱，這衍生出一個名稱「美國炎」（Americanitis）。

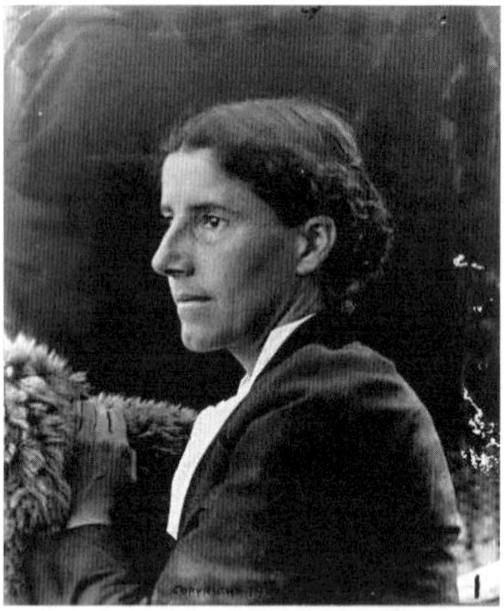

圖8　夏洛特·珀金斯·吉爾曼（一八六〇～一九三五），是塞拉斯·維爾·米切爾最著名的患者之一。（哈佛大學拉德克利夫研究所施萊辛格圖書館）

大約一個半世紀前，喬治·切恩談到了「英國病」，並將外國人對英國人對歇斯底里症的高度敏感特質的批評，轉化為英國繁榮、成功、文明和精緻的象徵。現在比爾德用類似的方式談論「美國神經質」（American nervousness），將其視為國家優越性的象徵。他自滿地指出，美國女性是世界上最美麗的，她們的臉部展現了無與倫比的「優雅、精緻和靈活表情」[15]。他說，「英國人的臉像是模子塑造出來的，美國人的臉則像是雕刻出來的……美國女性卓越出眾的優雅和細緻感……從眼神、聲音、面部肌肉的反應、步態、穿著和姿態中顯露出來。」[16]但也體現在對神經衰弱的高度敏感性上。在美國，無論男女，正是這個國家的經濟發展和文化優勢引發了許多神經症危機。美國人民抱持著不斷追求成功的信念，以電報和蒸汽機為代表的快節奏現代生活；各類書報刊物刊載著令人感到刺激或興奮的話題，不受約束的資本主義與科學的力量相互結合，社會變革的步伐愈來愈快，徹底改變了生產和日常生活各方面的步調；以及女性心智活動的增加：這些都是十九世紀文明的獨特特徵，但只有在美國，才能充分感受到這些特徵。「美國的神經症就像美國的發明或農業一樣，既獨特也具有卓越性。」[17]那些致力於追求成功、富有創業精神的美國人，總是處於一種充滿狂熱和興奮的狀態中。但人類擁有的神經能量儲備是有極限的。那些過度使用其身心系統的人會耗盡他們的能量，使其神經系統超載，身心透支，神經系統就此瓦解，最終陷入令自己易於精神崩潰的狀態。

這些用來解釋神經衰弱的比喻是如此簡單明瞭，也具有很大的吸引力。神經衰弱是一種疾病，主要影響那些最優秀、最聰明、最富有和最有教養的人，因為正是這些社會階層的人最容易受到現代生活壓力和困擾的影響，他們的神經系統拉到最緊繃，最終達到了崩潰的臨界點。銀行家、律師、醫生、工商界巨頭，那些用大腦而不是雙手工作的人（比爾德恰當地將其概括為「文明、高雅、受過教育的人，而不是野蠻、出身低微、未受過訓練的人」[18]）——這些紳士們面臨著最大的患病風險，因此，他們的神經衰弱成為他們的優越天賦和成就的象徵，這種診斷和病因論讓神經衰弱症患者感到自豪，同時也讓他們更加確信自己的病確實是一種真實的身體疾病，而不是意志薄弱或自我放縱的跡象。這份把自己視為神經衰弱症受害者的名單中有許多傑出的人士：在美國，有威廉·詹姆斯（一八四二～一九一〇，哲學家、心理學家）和亨利·詹姆斯兄弟（一八四三～一九一六，作家）、路易士‧阿加西（一八〇七～一八七三，地質學家）、希歐多爾‧德萊塞（一八七一～一八七三，作家）和W‧E‧B‧杜波依斯（一八六八～一九六三，社會學家）；在英國，有約翰‧羅斯金（一八一九～一九〇〇，藝術評論家）、法蘭西斯‧高爾頓（一八二二～一九〇〇，人類學家）、約瑟夫‧李斯特（一八二七～一九一二，外科醫生）、阿諾德‧湯恩比（一八五二～一八八三，經濟學家）和約翰‧布萊特（一八一一～一八八九，政治家），以上僅列舉出了少數罹患嚴重「神經衰弱症」的傑出人士。

神經衰弱（neurasthenia）或神經崩潰（nervous collapse）的症狀包羅萬象，與它的雙胞胎歇斯底里症千變萬化的症狀相比，幾乎沒有什麼不同：失眠、消化不良、眼睛疲勞、子宮刺激、長期優柔寡斷、持續焦慮、非理性的恐懼、陽痿、腰部和四肢沉重、頭痛、神經痛、臉色潮紅和坐立不安、痙攣和癱瘓，幽閉恐懼症和對汙染的恐懼等等，以上僅是數種典型的症狀。它們多變的特性反映了長期以來對大腦、胃和生殖系統的過度使用或濫用。其結果是神經系統的過度使用，並透過反射作用產生了神經衰弱症許多不同的身體表現，這些表現形式多樣且令人困惑，只有在神經科醫生的深入探究下，才揭示了這些症狀都源於一個不為人知的潛藏根本原因。

我們不得不認真地思考，將神經衰弱稱為男性版的歇斯底里症未免太過簡單了，特別是許多女性在神經衰弱症這個診斷類別出現後，很快就加入了神經衰弱的行列，同樣的，仍有為數不少的男性被診斷為歇斯底里症。如果在診斷類別的分配上存在某種明顯的性別偏好，那麼顯而易見的癥結點是：在神經衰弱和歇斯底里這兩種疾病之間沒有明確的鑑別診斷分界線可以區別兩者。歇斯底里症和神經衰弱症都被認為是千變萬化的神經疾病，在當時根本不可能（就像今天不可能）在兩者之間劃出明確界線。因此，不分男女，「神經虛弱」都湧向神經科醫生的候診室，並光顧新興的水療機構和療養院，這些設施正是為那些苦於文明生活壓力的有錢有閒階級或是遊手好閒者提供了長時間的休養而出現的。儘管女性歇斯底里症在文學和流行文化中占據了更突出的地位，但正如美國歷史學家珍妮特·奧本海姆（一九四八～一九九四）所提醒我們的，她公正地指出，「這是完全錯誤的」，也就是「假設維多利亞時代的醫生認為占人類中一半的『男性』是健康和活力的典範，而認定所有形式的虛弱都是女性特有的病症。他們不可能這樣做，即使他們想，因為揭露男性神經脆弱的證據對於維多利亞時代的公眾來說實在太熟悉了，根本無法掩飾。」[19]

如果歇斯底里症和神經衰弱症源於營養不良和壓力負擔過重的神經系統，那麼這種狀況通常會以瘦弱、緊張、消瘦的身形出現在受過訓練的臨床醫生眼前，那麼顯而易見的解決辦法就是加強鍛鍊身體，以期恢復神經系統功能。因此，大家不得不求助於補藥，並努力建立這一系列相關的治療體系。維爾·米切爾為外行人寫的一本關於神經疾病的暢銷指南《耗損，或對過勞者的提示》（一八七一），這個書名就揭示了「過勞」這個基本問題。他的另一本醫學建議書《脂肪和血液：治療某些形式的神經衰弱症和歇斯底里症的論文》(一八七七)巧妙地將它們的治療方法包含在書中。這兩本書都多次再版，將神經科醫生的觀點和訊息傳播給了廣大而熱切的讀者。

米切爾特別在書中警告，美國人正面臨著「思考器官的過度操勞和濫用」的風險，大腦持續長時間的工作意味著久坐不動，讓這個問題更因此加劇。當長期被濫用的大腦終於反叛時，歇斯底里和神經衰弱將是無可避免的結果。年輕女孩尤其處於風險之中，因為本應保存並用於她們作為未來妻子和母親等重要角色的心理能力或精神能量，卻在受誤導的心智活動和興奮中被浪費掉了。生理學的事實表明，「最好不要讓十四歲到十八歲的女孩接受教育，除非能仔細考慮過她們的身體健康。」[20]從外表上來看，忽視這項科學規範的結果是一種不幸，「稜角分明、瘦骨嶙峋的外貌特徵」[21]，常被誤認為是女子美麗的特徵。然而，更為不幸的是，對於美國種族的未來而言，結果是造就了一群神經症病患，她們「最終的命運將是披裹著披肩和窩在沙發上，持續抱怨著神經痛、腰瘦背痛等各種形式的歇斯底里症狀——這個家庭惡魔帶給許多家庭難以言喻的痛苦」，米切爾繼續說道，「只有醫生知道，那些由於過度勞累或壓力而導致自己身心健康狀況惡化的人，會給一個家庭帶來怎樣的災難(因此)這個女人，她耗盡並摧毀了一代又一代照顧她的親人，正如溫德爾·霍姆斯所說的，她就像一個吸血鬼，慢慢地吸取著每一個健康且願意照護其需求的人的血。」[22]

從某方面來說，米切爾在上述想法中透露出了他對歇斯底里患者的潛在敵意，這種態度也廣泛存在於「神經醫師」當中，但這些觀點也揭示了歇斯底里女性可能從其症狀中獲得了一些附帶好處，例如疾病可能導致家庭成員間權力平衡的轉變。儘管米切爾的言論在當代讀者看來可能帶有厭女色彩，但在當時他們算得上是大西洋兩岸「最具洞見」的典型醫學觀點。英國精神病學家亨利．莫茲利在十九世紀末的英國，為同屬於菁英階層的神經症患者們提供醫療服務，他同樣直言不諱地指出了接受高等教育對女性的危害。他再次強調：「人體的能量是有限的，絕非取之不盡、用之不竭。」他警告說，處於即將成年的女性「不可能毫無傷害地承受過度的精神消耗，以及當時巨大的自然體力消耗。」[23]如果她們試圖這麼做，結果只會造成歇斯底里症的患者人數倍增，並創造出「一個無性別的種族，他們將承擔全世界的智力工作，就像無性別的螞蟻一樣，為了整個群體的生存而工作和戰鬥」[24]。莫茲利和米切爾可能沒有預料到會出現這麼一個女戰士階層。但正如莫茲利所說，他們一致堅信，女性「無法成功地反抗她們的身體組織的壓迫」，她們無法否認這樣一個事實，即女人是「在一種劣等體質的狀態下勞動，這是無法否認的（生理）限制……這是不帶偏見的論述或虛假的觀點，這是一個明確的生理事實」[25]。

可以肯定的是，莫茲利和米切爾，以及他們的同行專家，都有男性和女性患者，在這裡，神經系統的耗損也可能產生「災難性」的結果。「神經疲勞」（Neural exhaustion）特別容易發生在成年早期，中年可能再次出現。在男人的能力達到巔峰的中年階段，他可能會發現自己的大腦突然出其不意地反抗，拒絕更多的超量工作，而導致他成為歇斯底里症或神經虛弱的病人。不規律的飲食、睡眠不足、腦溢血、缺乏運動，這些和其他過度行為都可能重創大腦。因此，那些「無法或不願意暫停賺錢……而汲汲營營想致富」的人，很可能在日後發現自己「身心崩壞，且有多年時間或永遠再也沒有生產力」[26]。

無論是面對男性或女性患者（儘管在實務中，接受了這種治療的人中，女性占了絕大多數），米切爾根據他對問題的診斷直接開出了一種治療處方。神經的耗損需要透過積累脂肪和血液來修復，而要達成這個理想的目標，最容易的方法，便是透過長時間的休息和強制餵食。米切爾的療法很快被稱為「休息療法」，並迅速成為大西洋兩岸治療歇斯底里症和神經衰弱症的標準療法。就其本質而言，休息是只有富裕人士才負擔得起的治療方式，只要病因理論將歇斯底里及其類似病症主要定位在上層階級成員中，這一切似乎就不成問題了。（儘管實際上，歇斯底里症和神經衰弱症在社會底層階級的患者人數愈來愈多，但這是理論和治療實務都不容易承認的情況。）

在這種情況下，「休息」意味著相當複雜的事情。患者將被與家人隔離，以避免過度關心的親屬干擾了後續的治療。然後，患者將持續臥床數週，幾乎不間斷地被餵食大量容易增肥的食物。所有閱讀、寫作和其他會刺激大腦的心智活動都被禁止。患者接受按摩或電療以代替運動，藉以刺激他們的肌肉並加速排便（以利患者重新繼續進食）。米切爾表示，在一開始，當「極端的休息是必要的時候，我會安排病人以躺姿排便和喝水，早上將病人抬到休息室休息一個小時，在睡前再把病人抬回到新鋪好的床上」[27]。如此長久缺乏運動，再加上高熱量飲食通常會導致體重大幅增加，但是神經醫師認為這是一個非常令人滿意的結果。最重要的是，患者的意志受制於照顧「她」的醫護人員所下的專橫命令——因為正如米切爾本人所指出，「出於某種原因，女性比另一種性別更能忍受持續性休息與彷若隱居般的無聊。」[28]

我們可以發現，「這樣的『休息』根本不是她們心目中對於休息的概念。好比能夠悠閒地在床上躺個半天，做點針線活，讀點書，做個有點生活樂趣的病人，還能夠引起同情，這一切都很好。但是現在當她們被要求臥床一個月，既不能讀書，也不能寫點東西，也不能縫紉，還有一個完全不熟識的護士隨侍在側（那不是親戚），那麼休息就成了……一種有點苦澀難嚥的藥。」[29]即使是比較順從的女性，對此處方也難以依循。但這卻是一種奏效的方法。大家都一致認為，休息療法是對歇斯底里症和神經衰弱症最全面的「正規、系統性和徹底的治療方法」。尤其是當這些疾病因患者拒絕進食而使病情變得更複雜時。美國、英國和歐洲大陸的醫生們都迫不及待地接受了此一治療原則。

早在一八六八年，倫敦一位德高望重的醫生威廉·古爾爵士（一八一六～一八九〇）就開始關注這群日漸消瘦的歇斯底里症女性，並將此病症稱為「歇斯底里性消化停止症」（hysteric apepsia）。他在一八七三年的一篇論文重新命名了這種疾病，稱之為「神經性厭食症」（Anorexia Nervosa；

Apopsia Hysterica、Anorexia Hysterica）[30]，其中，Anorexia Nervosa這個術語最為人熟知。古爾是休息療法的狂熱支持者，這毫不奇怪，威廉・普萊費爾（一八三六～一九〇三）、湯瑪斯・柯利弗德・阿爾巴特（一八三六～一九二五）和名字奇特的湯瑪斯・斯特雷奇・道斯等同行也是如此。一九〇四年，當維吉尼亞・吳爾芙（一八八二～一九四一）第一次精神崩潰時，她的醫生喬治・薩維奇爵士（一八四二～一九二一）讓她接受了休息療法，吳爾芙和美國作家夏洛特・珀金斯・吉爾曼（米切爾的病患）一樣，也對此療法感到難以忍受。這種強迫患者幼稚化、缺乏一切智力的滋養或刺激、極度無聊，以及試圖壓制自己的個性，這些都是這個療法所帶來的恐怖和悲慘的根源，這些生動地體現在吉爾曼的短篇小說《黃色壁紙》中，這部文學作品讓維爾・米切爾的名字在我們這個世紀的女權主義圈子中迴盪，成為了粗暴、厭女和父權主義的維多利亞時代神經醫師的典型代表。儘管我們無法得知大多數接受治療的女性的感受到底是如何，但除了抗議者之外，其他女性確實對米切爾和他的同行們的治療表示感謝，並表示自己從中獲得了改善或痊癒。然而，這到底是一種錯誤的認知，還是只是證明了女性和男性一樣，在很大程度上都是文化觀念和社會期望下的產物和囚徒呢？

第六章　歇斯底里的馬戲團

讓．馬丁．沙爾科（一八二五～一八九三），這位巴黎醫學院病理解剖學教授，後來成為神經系統疾病的教授，身為十九世紀國際著名的神經科醫生，他將歇斯底里變成了一場奇觀、一場馬戲團式的表演。這場令人震驚的馬戲團表演引起了巴黎名流的關注，經常有衣著暴露的女性以明顯色情卻又僵硬的姿勢表演，或在公開的舞臺上、在觀眾眼前扭動和呻吟，彷彿在模仿性高潮，可以理解，現場觀眾熱情洋溢，觀眾很快被吸引來了，這些觀眾不僅來自法國社會的最高層人士，還有那些被這些非凡的「星期二講座」的相關消息所吸引而到巴黎的人。這些場合的照片是在精心設計的舞臺安排中，透過所謂客觀的相機鏡頭拍攝的，因此被轉化為不可磨滅的視覺表現，供更廣大的不在場觀眾觀看，並為後代保存下來以供審視。這些照片已成為一種標誌性圖像（icon）。

然而，沙爾科認為自己並非十九世紀的梅斯默，也不是個地位邊緣的江湖醫生只想要滿足病人和觀眾的墮落慾望，相反的，他覺得自己是一位清醒的科學家、一位天才，是新興大腦科學的主要貢獻者之一，這也確實得到了當代人的認同。他的成就首先在內科醫學，後來成為神經科醫生，並在這個領域取得了許多成就，這讓沙皇、王子、傑出的商人和銀行家等紛紛成為他診治的對象，也令他日後成為一個非常富有的人。儘管他最著名的歇斯底里症患者是女性，但他和兩個世紀前的威利斯和席登納姆一樣，堅持歇斯底里症不是女性獨有的疾病，也可以在男性中診斷出和檢測到。他自信地宣稱，歇斯底里症是神經系統紊亂所導致的，而非女性生殖器官的疾病。此外，與他先前所闡明的其他神經系統疾病一樣，歇斯底里症是一種真實的疾病而且是身體的疾病。

沙爾科出生寒微，是馬車製造商的兒子。因拿破崙在大革命結束後引進法國的競爭性考試制度而走向成功之路，一個原本窮困可憐的孩子自此改變命運。他先在巴黎市郊的薩佩提耶醫院謀得一職，這家醫院是一個占地龐大的建築群，路易十四將其打造成了「痛苦的凡爾賽宮」，收容了社會的邊緣人（女性）：乞丐、淫婦、妓女、墮落者、性病患者、老年癡呆和瘋子。沙爾科被任命管理這座歷史悠久、傾毀破舊的醫院，並稱它是「人類各式苦難的大型百貨商場」。表面上，這似乎不是一件受到上帝眷顧的幸運之事，然而，塞翁失馬，焉知非福，事後證明確實如此。因為薩佩提耶醫院人滿為患的住民，組成了一個無與倫比的神經病理樣本庫，這是其他醫院無法比擬的，那裡構成了他稱之為「一個資源幾乎取之不竭的活體病理博物館」[1]，這是沙爾科才有特權進入的博物館，正是在這得天獨厚的基礎上，他建立了自己的職業生涯和世界聲譽。

沙爾科受過臨床病理學傳統的良好訓練，在十九世紀初從巴黎的醫院發展出來的臨床病理學，這在當時是一種對於疾病和虛弱具革命性的新研究方法，它強調局部的病理變化，以及找出患者生前的身體特徵和症狀，與死後解剖結果的關聯性。這種新興的醫院醫學需要持續不斷地供應那些很快就會變成屍體的病人，因為只有這樣才能夠對之前檢查過的活人與其屍體進行樣本化的比較。活體和屍體的交互驗證，反過來又讓臨床醫生能夠發現引發早期身體症狀和特徵的病變，從而建立起對特定疾病的權威描述。對於外行人來說，薩佩提耶醫院可能看起來就像是義大利詩人但丁的《地獄》（一三〇八）中最可怕的景象之一，但是對沙爾科來說，這裡是一座活生生的病理學博物館，而隨著他的樣本停止呼吸，他們的窮困潦倒、無依無靠的狀態，更是確保了沙爾科可以隨心所欲地對這些樣本進行研究，對各式各樣廣泛的神經病症進行調查和分類。而且，由於他在此的任期長達數十年，他甚至可以在這段漫長的時間裡，持續性地追蹤神經系統疾病的自然病程史，有時緩解，有時複雜等不同病程的變化。薩佩提耶醫院就這樣從一個原本收容許多被汙名化和不受歡迎之人的地方，變成了「一個科學的殿堂」。

誠然，要利用醫院裡的這些資源需要有充分的才華、精力、雄心和幹勁，而這些對沙爾科而言，恰巧都是他本人在當時所具備的。在一八六〇年代，他和他的學生們堅持不懈地完成了他們的任務。到了十九世紀末，沙爾科因發現了一系列診斷區別和在臨床研究上獲得諸多具體的貢獻而得到讚譽。細數他受人矚目的神經學領域成就，諸如：他發現了多發性硬化症（multiple sclerosis）、失語症（aphasia）、肌萎縮性側索硬化症〔amyotrophic lateral sclerosis，又稱為漸凍人症，法國人稱之為「沙爾科氏病」；美國人自一九三〇年代起稱之為盧．賈里格病（Lou Gehrig's disease），以紀念這位死於該疾病的偉大棒球運動員〕、運動失調症（locomotor ataxia，又稱為脊髓癆，屬於三期梅毒病程的一種併發症，在二十世紀初這種症狀很常見）、妥瑞氏症（Tourette's syndrome，此為沙爾科的助手所發現的，並以其名命之）、神經性腓骨肌萎縮症（Charcot-Marieatrophy），以及舞蹈症（chorea）。以上只是他最受人關注的成就而已，一系列的科學成就鞏固了他在神經學巔峰時期的聲譽和地位，並使得他在當時的發言都成了金科玉律。無庸置疑的，一旦沙爾科對患者的狀況做出了明確的診斷，就代表這件事毫無爭議地解決了。正是因為他在面對這些令人沮喪的神經系統疾病時，所展現的專業知識，讓他逐漸積累出難以撼動的權威。最終讓他有資格以權威或自負的態度對歇斯底里症、這個一直像個謎一般的神祕症發表看法，並斬釘截鐵地說，歇斯底里症只是在神經系統範疇裡，一系列基本上無法治癒的疾病中的一種。

許多法國的內科醫生（physician）不願承認和接受歇斯底里症是一種得到認可的真實疾病。用巴黎精神病醫生查爾斯．拉斯格（一八一六～一八八三）的話來說，歇斯底里症被視為「醫學的垃圾桶，凡無法解釋的症狀都被丟進去」[2]，對許多醫生來說，它是一個高度可疑的診斷類別。薩佩提耶醫院的另一位醫生朱爾・法雷特（一八二四～一九〇二）曾以輕蔑的語氣表示，那些聲稱患有歇斯底里症的女性根本就是：

名副其實的女演員。她們最大的樂趣就是欺騙所有與她們接觸的人。那些誇大自己痙攣抽搐等肢體動作的歇斯底里症患者……對他們的靈魂、思想和行為的運作，同樣進行著誇張的嘲弄和扭曲……總而言之，歇斯底里症患者的生活只不過是一個永無止盡的謊言。他們裝出虔誠和犧牲奉獻的樣子，好讓自己在別人眼中被視為道德崇高的聖人，卻同時又放縱自己做出最可恥的行為。在家裡，她們會在丈夫和孩子面前製造暴力驚悚的場面，使用最粗鄙低俗、甚至是最淫穢下流的語言，並讓自己陷入最混亂、最失控的行為中。[3]

假裝、欺騙、可恥和持續不斷的謊言，這些對歇斯底里症的描述，充滿了道德層面上的厭惡和譴責，而不是臨床醫生面對由於生物或生理性因素所導致的病弱時應有的中立態度。相較之下，沙爾科一直堅持歇斯底里症是一種真正的器質性疾病，一種根植於更高級的神經系統的疾病，而且在這些方面，它屬於神經系統疾病廣泛範疇的一部分。

乍看之下，這樣的主張似乎是矛盾的，而且在當時一定也被認為是矛盾的。在描繪和區辨神經系統的疾病和損傷方面，沙爾科比同時代的任何人都做得更多也更深入。而抽搐、痲木、癲癇發作和癱瘓等，一直都被認定是歇斯底里症發作時的主要症狀，也正因為它們無法對應到身體的解剖實際情況，即身體的物理構造（physical topography），才被定義成歇斯底里的特徵。舉例來說，在沙爾科之前，大家經常將帕金森病患者的顫抖與多發性硬化症患者的顫抖混為一談，但沙爾科透過仔細地比較，區分了這兩種疾病，他將多發性硬化症的顫抖與死後可觀察到的脊髓解剖損傷連結起來。這項工作涉及到對患者的臨床症狀做出精確的觀察，並與他在屍檢中所觀察到的結果來做比較和配對，當時他找了一些不規則、灰色、硬化的斑塊（plaques）進行比對，這些斑塊與相鄰結構有明顯區別，並且「無任何明顯的規則散布在（脊髓）的所有點上，似乎是隨機產生的」；接著，揭示出該疾病的獨特顯微結構。後來，他將大腦上類似的斑塊與視力、語言和智力的障礙連結起來，這些障礙可能作為疾病自然進程的一部分表現出來。

神經學家的權威正是建立在他們能夠愈來愈精確地做出診斷鑑別和預後判斷的能力之上。在當時和現在，幾乎所有這些神經系統災難都是無法根治的。作為新興醫學專業領域的主要奠基者，他的努力成果讓神經學領域得以宣稱自己具有專業知識的權威，沙爾科享有無與倫比的聲譽和專業地位。他的智識卓越，加上他獲得法國醫療機構菁英職位所擁有近乎專制的權力，使他能夠壓制絕大多數的異議，並確保他們願意公開擁護他關於歇斯底里的主張，至少在他有生之年都維持這樣的主導優勢。與多發性硬化症相比，在歇斯底里病例中所觀察到的症狀模式，反映了一般人對人體結構的非專業和常識性理解，但這些理解明確地與醫學專業知識所揭示的神經系統中各部分之間的連接和關聯相矛盾。歇斯底里症的症狀或表現，在神經解剖學上看起來是「不可能」的，因為無法找到相對應的生理或解剖結構異常來解釋。然而，沙爾科援用了他在醫學界的光環威望和「神經症的拿破崙」的地位，堅持歇斯底里症存在著生理器質性的實質病因。他承認，這些「病態的狀態，明顯存在於神經系統中，但在屍體中卻沒有發現任何足以證明神經病變的生理證據」。他強調在神經學領域，歇斯底里症並不是唯一找不到生理證據的特例：癲癇和舞蹈症（以面部、身體和四肢痙攣性運動和喪失協調性為特徵的退行性神經疾病）也一樣，即使「進行了最深入的解剖學研究，也找不出關於它們的明確生理或解剖結構異常」。因此，沙爾科認為所有這些神經系統疾病「並不是以明確、客觀那種是有明顯器質性病變的疾病所特有的形式呈現在醫生的腦海中這種形式」[4]。然而，沙爾科堅持，它們確實是神經系統的疾病，就像多發性硬化症和其他疾病一樣。尤其是歇斯底里症，它是潛在的歇斯底里素質的產物，有些人試圖將其驅逐到「未知的範疇」，毫無疑問，它與他已經解剖過的許多神經系統疾病屬於同一個家族。

儘管他簡陋的顯微鏡無法檢測出任何可以確定疾病的病灶，但對於沙爾科來說，歇斯底里的患者仍然表現出了次好的重要線索：某些身體上的特定痕跡揭示了潛在的遺傳性生理缺陷，而正是這些缺

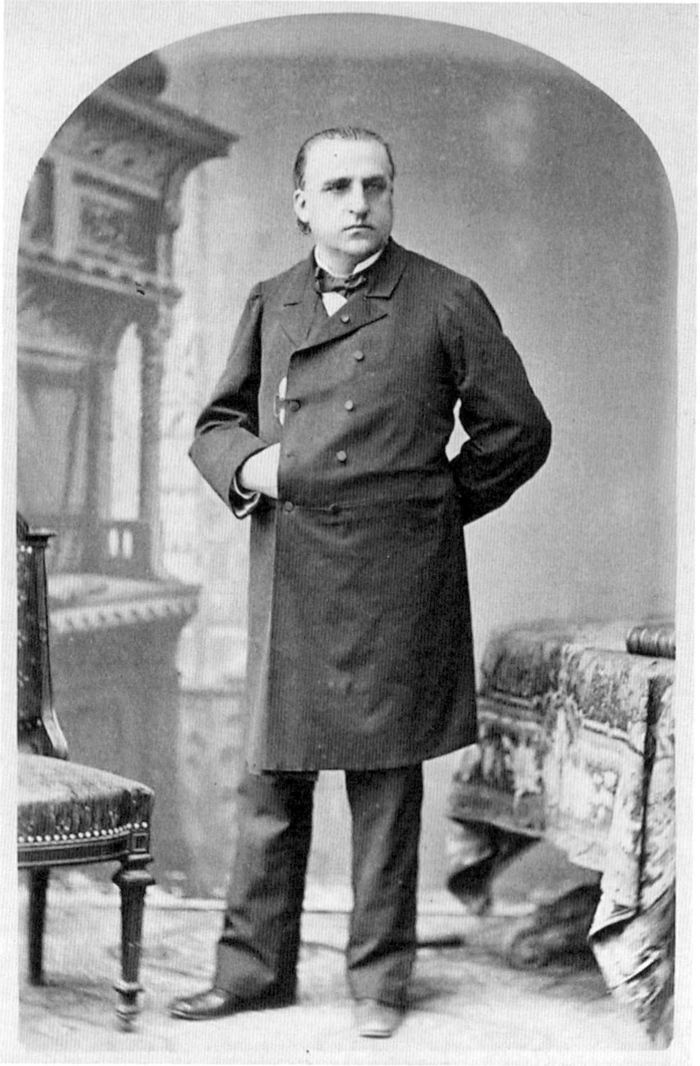

圖 9　讓．馬丁．沙爾科顯然非常重視他的綽號「神經症的拿破崙」。一八八六年二月二十四日，在他的門生西格蒙德．佛洛伊德離開巴黎時，他將這幅肖像以及一張他親手寫下的紙條贈送給佛洛伊德。這是一件珍貴的資產，被佛洛伊德小心翼翼地保存在他的個人物品中。（倫敦佛洛伊德博物館）

陷導致了他們的症狀。他提出了一個長期被忽略的病理循環現象：頭痛、視力問題、身體一側（有時會移動）的感覺喪失（半身麻痺，hemianesthesias）、類似（但顯然不是）癲癇發作的痙攣，還有被沙爾科稱為「重度歇斯底里症發作」（la grande hystérie）的症狀——這些特殊症狀既表明存在一組遺傳性生理缺陷，同時也成為了診斷歇斯底里症的重要依據。卵巢壓痛則是女性患者的特徵，這意謂反射理論對沙爾科的思想仍有一定的影響。透過按壓歇斯底里症女性患者的腹部，來對卵巢施加壓力，可以改變其表現出來的症狀，就像沙爾科發現的，擠壓歇斯底里症男性患者的睪丸可能會引起其行為的改變，甚至引發更大的痙攣。例如，在一名十六歲女孩的案例，對其腹部的「卵巢」區域按壓後，產生了戲劇性效果：

> 突然間，一種有節奏的舞蹈症發作了。患者保持著坐姿，意識保持清醒。她的頭突然開始從右轉向左，然後從左轉向右，每個動作之間有節奏地交替著，每個動作之間的間隔相等。同時，右臂開始上上下下擺動著，這讓她的右手在膝蓋上有規律地敲打著，就像在敲鼓一樣。手的動作與頭的動作保持同步。與此同時，她的右腳在地板上重重踩踏。一分鐘內，腳部節拍大約有一百次，手部節拍則是其三倍。[5]

沙爾科除了受到反射理論的影響外，這些例子讓人聯想到，強調身體結構有缺陷的觀點實際上是退化理論*的一種變形。這種理論將犯罪、酗酒、暴力和瘋狂的原因歸咎於退化。在十九世紀的最後三分之一，退化理論的概念曾被廣泛接受——其中沒有人比精神病院的醫生更熱衷於接受退化的概念，這種理論為精神病院提供了一種新的合法性，並解釋了他們為什麼未能兌現早先對病患的治療承諾。對沙爾科來說，這些概念正好為其關於歇斯底里症是一種器質性疾病的主張提供了不可或缺的支持。

兩個特別重要的因素，讓沙爾科愈來愈關注歇斯底里症的問題。首先，一八七〇年，他被賦予了在薩佩提耶醫院管理另一個病房的權力，那是一個可容納三十名癲癇和歇斯底里症患者的空間，由於朝夕相處、日漸同化，歇斯底里患者在潛移默化下似乎出現了嚴重的癲癇發作傾向。儘管這並不是沙爾科第一次接觸這兩種疾病，但這兩種病症的結合讓他著迷，讓他逐漸遠離了對硬化症和相關疾病的研究，愈來愈關注在他最初稱之為「歇斯底里－癲癇症」（hystero-epilepsy）的疾病，後來他又改稱為「重度歇斯底里發作」或「重度歇斯底里」（hystérie-major）。其次，沙爾科在一八七〇年代後期接受了「催眠術」（hypnosis），這是蘇格蘭外科醫生詹姆斯．布雷德（一七九五～一八六〇）於一八四三年所發明的術語，旨在消除一直以來籠罩在十八世紀梅斯默的那種被認為帶有庸醫色彩的催眠術（mesmerism）這個詞彙上的庸醫氣息。對沙爾科來說，直接使用催眠這項技術讓他每週二所進行的公開表演更加神化了，他對歇斯底里症病人的病理狀況進行了愈來愈精緻的展示，這為他帶來了數量可觀且為之著迷的觀眾。一八七〇年代早期，他的演講聽眾人數還很少，而且通常全都是專業人士，包括一些醫生同行和少數實習醫生。但是後來他那有如催眠降神大會的展演，大大地增加了人們的好奇心和吸引力，促使大量非專業的外行人也前去朝聖，觀眾的數量很快就以倍數激增。

我們彷彿再次進入了愛麗絲夢遊仙境的世界。因為催眠狀態的基礎不就是來自於催眠者的暗示，對心理狀態進行某種操控嗎？對沙爾科和布雷德本人而言，催眠並不意味著心理狀態的暗示和操控，至少在他最初創造這個詞的時候並不是這樣的。同樣地，對於沙爾科的同時代英國人來說，也不是這樣理解催眠的，他們和沙爾科一樣主張只有生理上具備易感特質的人——也就是歇斯底里症患者——

＊譯注：班尼迪克．莫雷爾（Benedict Morel，一八〇九～一八七三）的著作《人類物種退化論》（*Traité des dégénérescences physiques, intellectuelles et morales de l'espèce humaine*，一八五七）中首次詳細介紹退化理論（the theories of degeneration）。這本書比達爾文的《物種起源》早兩年出版。莫雷爾是一位備受推崇的精神醫學家，他習慣將各種殘疾患者的家族史仔細地記錄下來。透過這些家族成員背景的細節，莫雷爾辨別出父母沉溺於酒精、菸草或鴉片等物品，就會產生永久性遺傳基因的破壞，導致第二代子女容易患癲癇、神經衰弱、性偏差和歇斯底里；第三代容易精神錯亂；最後一代注定是先天性的愚蠢和無法生育。根據退化理論，基因的缺陷主要會造成患者生命力和意志力的減弱，因此無論是疾病、精神障礙和道德淪喪，包括犯罪、暴力、酗酒、賣淫、賭博和色情等等，皆可以用生物學的退化缺陷來獲得解釋。

才能被催眠。由於布雷德與梅斯默的催眠術分道揚鑣，並試圖重新將催眠發展成醫學相關技術，促使他拒絕了梅斯默的「動物磁性」理論，他堅持在催眠中發生的現象是一種大腦循環的變化，這種變化引發了神經系統的改變，類似人在睡眠中被觀察到的狀態。他堅稱，這「只不過是一種簡單、快速、明確的方法，可以使神經系統進入一種新的狀態……」[6]，對於沙爾科和在英吉利海峽對岸的英國同行來說，催眠術不僅如此而已，他們認為：這是一種只有在對生理有缺陷的人身上施行時，才能發揮作用的技術。實際上，能被催眠的人就揭示了他們是歇斯底里症患者，這顯示了這個人處於一種潛在病態之中。邁克爾．克拉克曾精闢地總結，催眠和歇斯底里症兩者是「密切相關的精神和道德（我還要補充一點——身體）退化狀態」[7]。遺傳性的生理缺陷使一個人更容易發展出歇斯底里症，這通常會被創傷所觸發——一場意外事故、暴力事件，甚至可能是另一個歇斯底里症患者的出現，這可能導致歇斯底里症的表現激增並在患者之間蔓延，造成一場真正的大規模歇斯底里症流行病。

從本質而言，沙爾科對其歇斯底里症患者所施展的眩目催眠表演，充滿著浮誇與戲劇性效果。正如美國歷史學家露絲．哈里斯（一九五八～）所指出的，這位偉大人物「對病人的痛苦和煎熬麻木不仁、冷酷無情，卻始終迷戀自己的科學使命，以至於在向公眾展示那些病患的催眠秀時完全忽視了道德底線」[8]。在每週的特定講座中，那些身為焦點的患者會被帶上舞臺的最中央，接受檢查、戳弄、催眠，這一切幾乎都由沙爾科教授親自逐一操作與剖析，他們的一些怪癖和身體扭曲成了每週二講座裡最大的娛樂和教學重心。

有時，劇情很快就有個令人滿意的結局。例如，亨麗埃特・A就是一個例子，她是一個洗衣婦，就像沙爾科的許多病人一樣，她的歇斯底里症似乎源自於一次創傷性事件：當時的情況是，她的頭被掉落的書架砸傷，受到了輕微的撞擊。這件意外讓她變得十分焦慮，但顯然沒有受傷。然而在一天後，她摔倒了，導致她的右臂很快就逐漸癱瘓。她在沙爾科的治療下，幾乎是立即治癒，這是在一群熱情的民眾面前施展的一種神奇的大魔法。這項表演的最高潮時刻，是亨麗埃特開始在觀眾中蹦跳，「她用自己的（右手）熱烈地握住他們的手，渴望證明他們剛剛目睹的康復是多麼的真實。」[9]

但這只是一個簡單的案例。事實證明其他病例更具挑戰性且無法獲得真正的改善。正如他先前對多發性硬化症病例所做的那樣，沙爾科決心探索歇斯底里症的自然病程史、其特徵形式及其隨時間發展所帶來的變化。他原先想在停屍間裡找到關於歇斯底里症生理病變的證據，但這一切努力都遭遇挫折。因此，他轉向那群病人所呈現出千變萬化的症狀，並試圖從明顯可見的混亂症狀中找出秩序。最終他建立了一個鑑別診斷的模式，認為所有歇斯底里症患者都會經過一系列特定階段的病程變化，雖然他認定這些進程都是從實際案例中觀察得到的結果，但實際上是他自己創造出來的。

沙爾科宣稱，歇斯底里症會經歷四個明確的階段，「在完全發作時，這四個階段會以機械般的規律依序出現。」首先是「癲癇樣態發作期」（epileptoide period），這時患者出現癲癇發作。然後進入下一個階段，即「扭曲和大動作時期」（period of contortions and grands mouvements），顧名思義，患者呈現戲劇性的誇張身體姿勢，經常伴隨著哭喊和尖叫聲，有時患者的身體會呈現出獨特的圓弧形拱橋姿勢，患者身體向後彎曲成一種看似不可能做得到的扭曲姿態，只有後腦勺和腳跟仍然接觸地面。沙爾科還將這個階段稱為小丑戲（clownisme）。然後，尤其是在女性患者中，有一個階段患者會展現「情慾妄想」（passionelles）的姿態，肢體呈現出猶如被釘在十字架上的樣子，或是精神狀況處於情慾狂喜的痛苦中。[10]

最後階段則是出現「譫妄」（delirium），患者可能會出現幻覺或妄想，之後會逐漸消退。沙爾科在一八八二年堅稱：「我想強調的是，在（歇斯底里症的）發作中，沒有什麼是偶然的，相反地，一切都是按照病程階段進行的，這些規則始終如一，是我們在門診病人和住院病人身上都可以清楚看到的特徵；這些規則適用於所有國家、所有時代、所有種族。簡而言之，它們是普世性的。」[11]當然，正是這種普遍性和規律性，使其關於歇斯底里症是神經系統的器質性疾病的主張更具說服力——儘管這種規律性和普遍性可能是由沙爾科的助手和那些易受影響的病患共同創造的，並且是在社會氛圍中被建構出來的。所有展演時的場面調度可能都是在沙爾科背後進行的，而且很可能是在他不知情的情況下逐漸發展出來的。

然而，沙爾科也完全意識到病人之間模仿的可能性，同時也意識到那些拒絕接受他關於歇斯底里

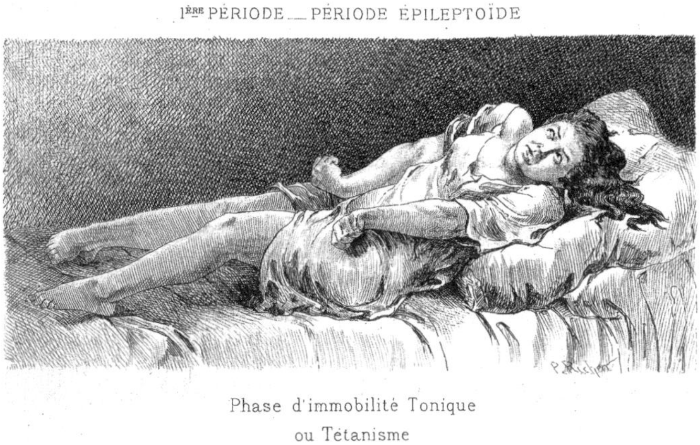

圖 10 描繪了沙爾科所定義的重度歇斯底里症發作的第一階段。患者因癲癇發作而無法動彈，手臂僵硬，睡衣上布滿皺摺。（倫敦惠康圖書館）

是真實疾病的主張的人，往往將患者視為裝病者和騙子。他承認「這是一個持續干擾的因素，在我們每回試著揭開這種精神官能症（或神經症）的病因時都會遇到……這項因素（無可否認）會對與之相關的後續研究造成一定程度的負面影響。但是」，他繼續說道，「真的像某些人所認為的那樣，難以區分真實的症狀和想像的症狀嗎？絕對沒這麼難！」[12]就像沙爾科接下來所做的那樣，可以設計實驗來證明這種區別。例如，處於僵直狀態的歇斯底里症患者，可能會讓一隻手臂伸展一段非常長的時間，並且可以使用儀器來追蹤伸出的肢體的最小擺動，藉此記錄真正的歇斯底里症者和只是模仿這種病症的人之間的差異。「還有成千上百個例子可以證明，」他得意洋洋地總結道，「當我們在討論歇斯底里症和相關疾病時，經常會談到的模仿，在

2E PERIODE — PERIODE DE CLOWNISME

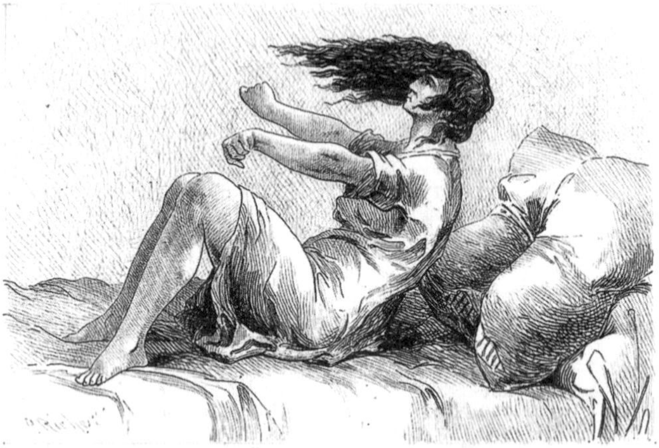

Fig: 1. Phase des grands mouvements

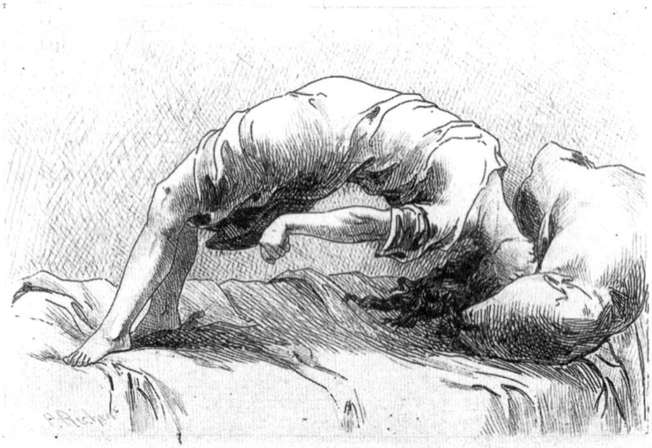

Fig: 2. Phase des contorsions
(Arc de cercle.)

A.Delahaye et E.Lecrosnier.

圖 11　小丑戲，沙爾科定義的歇斯底里症發作的第二階段。下方的圖片顯示了他的許多患者所採取的典型圓弧形拱橋姿勢。（倫敦惠康圖書館）

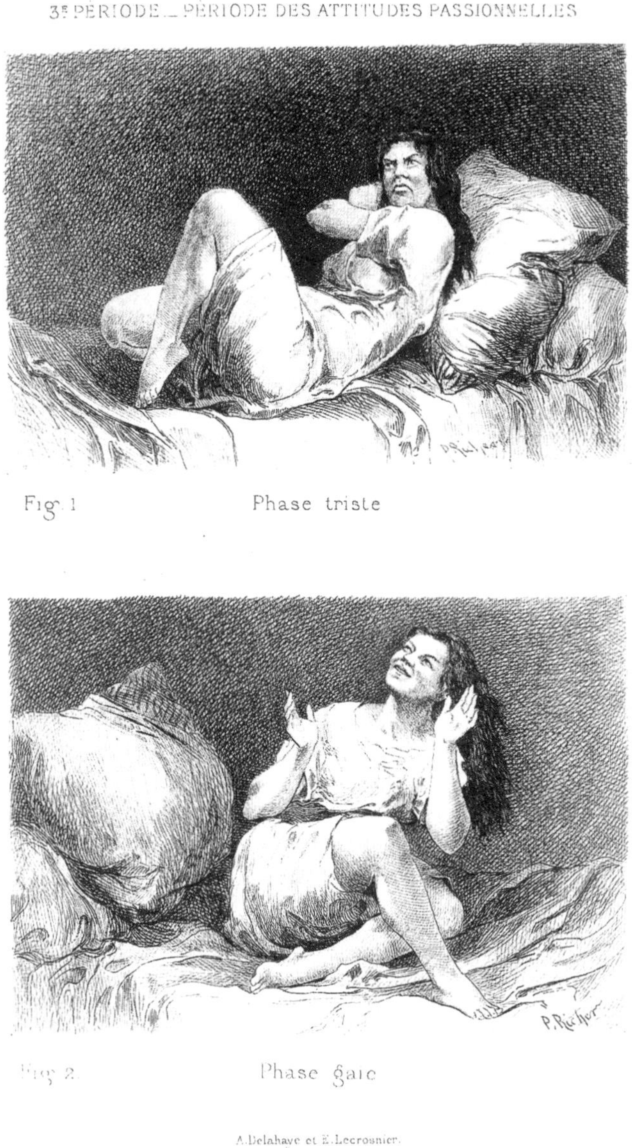

圖 12 情慾妄想，重度歇斯底里症的第三階段，這些版畫是根據對沙爾科馬戲團中的女病人進行的許多攝影研究之一所創作的。（倫敦惠康圖書館）

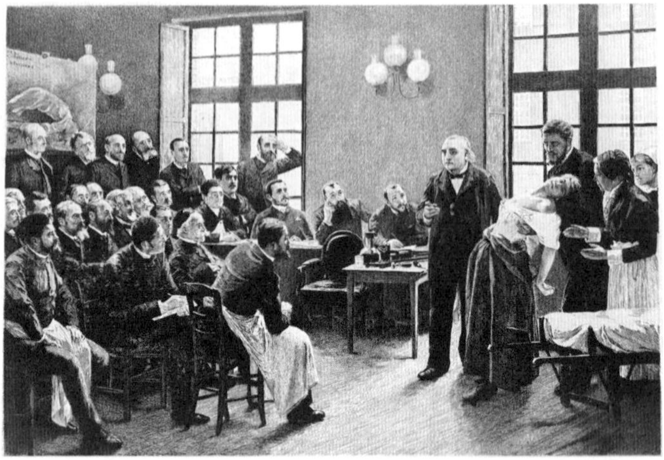

圖 13　布蘭奇·惠特曼，著名的「歇斯底里症女王」，這是一幅典型的肖像畫，描繪了沙爾科在一群全神貫注的觀眾面前展示一個歇斯底里症病例的場景。（倫敦惠康圖書館）

我們現有的知識狀態下，這種對模仿的關注只是一種無謂的擔憂，只有容易害怕的人和新手才會被嚇到。」[13]

沙爾科有其鍾愛的患者，她們一次又一次回來，進行多次表演，而這些表演往往也變得愈來愈精緻。但沒有人比布蘭奇·惠特曼（一八五九～一九一三）更有名，她是歇斯底里症女王，一個沉醉於自己角色的表演者。史上最著名的單幅歇斯底里患者畫像也許是法國畫家安德列·布勞伊萊特（一八五七～一九一四）於一八八七年的一幅畫作，這幅畫捕捉到了沙爾科向他的神經科學團隊成員展示他最鍾愛的寵物、歇斯底里症患者布蘭奇的場景。她昏倒在沙爾科的助手約瑟夫·巴賓斯基（一八五七～一九三二，法國神經科醫生）伸出的手臂上，她的骨盆向前推，罩衫幾乎快要遮不住她的胸部，並極具暗示性地將胸部朝向教授，她的頭轉向一側，面部表情扭曲，看起來像是正經歷著性高潮的痛苦掙扎。（佛洛伊德在維也納和倫敦的研究室裡都保存了這幅繪製於一八八七年畫作的副本。）

惠特曼於一八七八年獲准進入薩佩提耶醫院，並在那裡待了約十六年，並聽從沙爾科的安排進行表演。出院後，她成為法國物理學家居禮夫人的實驗室助理，最終因工作所使用的鐳而中毒。結果，她的雙腿和左臂不得不截肢。然後，還有另一名年輕的患者路易絲·奧古斯丁·格萊茲（一八六一～？），她在一八七五年，以十五歲半的年紀獲准進入薩佩提耶醫院。

> 身材高大，發育良好（脖子有點粗，胸部豐滿，腋下和恥骨上長滿了毛髮），語氣和舉止堅決，脾氣暴躁，吵鬧。言行舉止完全不像個孩子，看起來幾乎像個成年女人，但她從未有過月經。她因右臂感覺麻痺而入院，這是在她右下腹部疼痛之後發生。[14]

我們現在知道，她曾在年僅十三歲時就被她母親的情人用剃刀威脅和強姦，還被附近鄰居其他男人性侵。當她一進到醫院，她就被剝光衣服展示在眾人面前，生理特徵和情緒反應都被赤裸裸地暴露，她穿著透明的、暴露的醫院長袍不斷地被拍攝，這些照片被收錄在多卷的圖像目錄中，集結成了

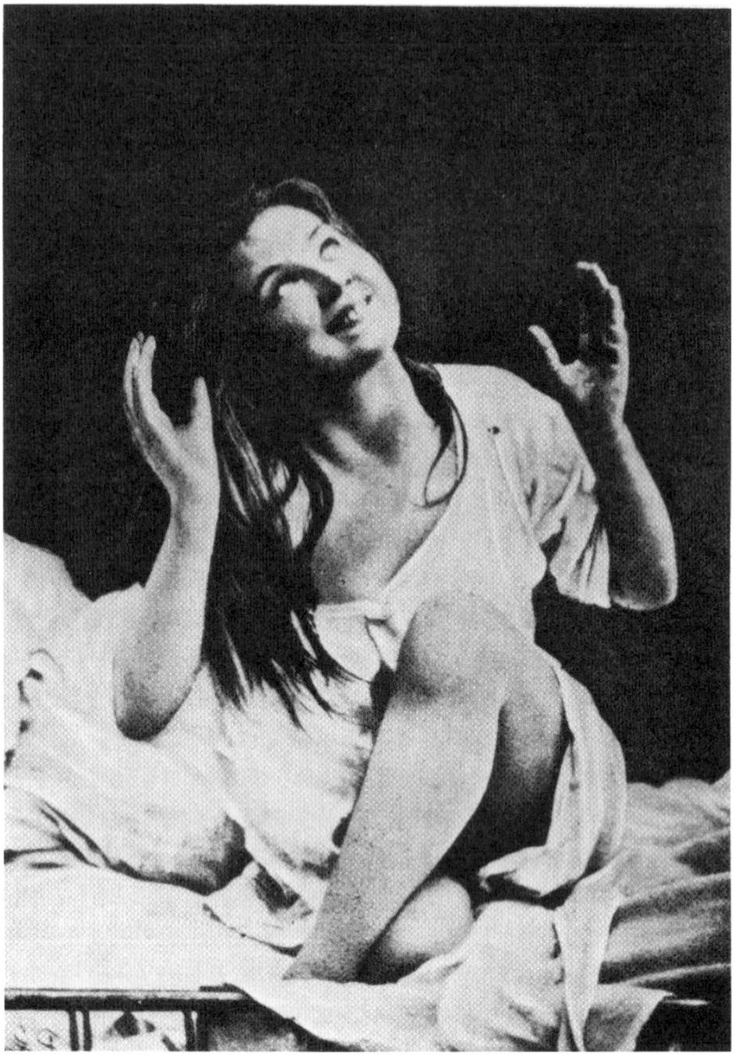

圖 14　奧古斯丁，在她從薩佩提耶醫院偷偷逃走之前。她經常被鏡頭拍到的性感姿勢，在這張相片中她半裸地呈現出一種狂喜或者說極度興奮的狀態。

薩佩提耶醫院的《圖像集》和《新圖像集》，奧古斯丁在這個沙爾科馬戲團中扮演了五年的主角，直到一八八〇年九月的某一天，她突然悄悄溜走，偽裝成一個男人（這奠定了她日後成為超現實主義者和女權主義偶像的地位），從此杳無音信。

隨著能配合展演的患者愈來愈多，觀眾也愈來愈多，他們的身分也愈來愈多樣化。瑞典精神科醫生阿克塞爾·蒙納（一八五七~一九四九）親眼目睹了一切並參與其中，為我們生動地重建這個場景。在舞臺之外，「巨大的圓形劇場擠滿了形形色色的巴黎名流：作家、記者、男女演員、打扮時髦的交際花」——所有人都聚集在這裡觀看這一場場的演出。現在，演員們來了！穿著灰色衣服，表情嚴肅的沙爾科緩緩走出，他是整場儀式的主持人，指導和控制這些活動的進行，接下來是那些聽從他的命令的女人，顯然個個都是處在被催眠的狀態下：

當他們之中的一些人被告知這是一瓶玫瑰香水時，他們開心地聞著裝著氨水的瓶子。而另外一些人則津津有味地品嚐一塊木炭，因為木炭被暗示成巧克力。還有一個患者會四肢著地在地板上爬行，當被暗示是一隻狗時她就會賣力狂吠，當被暗示成鴿子時，她會做出拍打手臂的動作，彷彿真的有雙翅膀可以飛翔。當一隻手套被暗示成一條蛇並將它扔到她們的腳邊時，她們會立即掀起裙子並發出驚恐的尖叫聲。另一個患者則會抱著大禮帽走路，當那頂大禮帽被暗示成一個小嬰兒時，她會來回搖晃著禮帽，並且溫柔地親吻著禮帽。15

在這個場合裡，男性的主宰地位，以及女性的愚蠢和脆弱，都被淋漓盡致地展現出來。

《圖像集》是一本沙爾科馬戲團演員的照片集，在民間廣泛流傳，並向無法親眼目睹巴黎表演秀的觀眾傳達了沙爾科對歇斯底里症的觀點。這些照片在很大程度上塑造了公眾心目中對歇斯底里症的印象，或許也暗示性地傳達了這些都是對某種神經性疾病中立、自然、寫實的影像紀錄。照片（至少在數位操控時代之前）帶有一種提供真相的錯覺，一幅直接的、未經修飾的肖像照片，甚或是一面呈現自然樣貌的鏡子，將相機鏡頭前的事物瞬間呈現出來。但是，由於當時照明的限制和拍照的技術要求，例如使用濕膠棉板或是後來的銀明膠溴化銀塗層，都需要長時間的曝光，有時每塊板的曝光時間長達二十分鐘，這可能會導致照片本身的訊息有所誤導。有鑑於在沙爾科死後出現的批評者（正如我們即將看到的那樣，這些批評者甚至還包括了他的協同者和門生）認為他的臨床演示根本就是一場騙局，或許更適切的說法是記錄病理的「客觀」照片本身必然具有表演性質、角色動作編排，以及人為製造出來的假象。因此，這些透過照片呈現出的「事實」和現場表演一樣，都令人難以捉摸。

沙爾科並不是唯一一個剝削病患的人，他將病患視為眾多的標本，而不是受苦受難的人。這種鄙視和冷漠無情是整個臨床病理學傳統的特色，早在一八三〇年代，前往巴黎學習的美國醫學生就對這一點感到失望。隨著女權主義歷史學家關注歇斯底里症這種女性疾病時，他們推測這可能是維多利亞時代的女性對其被囚禁的角色所進行的一種不完全的、難以言喻的抗議。沙爾科對這些可憐人的連續剝削、不惜犧牲她們的心理健康為代價，讓她們反覆地暴露在觀眾淫穢的目光下，招致了激烈的批評和譴責。但這樣的道德敗壞在沙爾科同時代人身上顯而易見，成了尖酸刻薄的評論抨擊的對象，甚至在托爾斯泰和莫泊桑等文學家的作品中也看得到。雷諾茲夫人曾在《女性科學評論》發表了一篇文章，抗議沙爾科「以研究一種他既不知道病因也不知道治療方法的疾病為藉口，對女性進行類似活體解剖的行為」[16]。而在海峽對岸，另一位評論家也對此予以譴責：

在薩佩提耶醫院裡，對瘋癲和歇斯底里症患者進行了令人作嘔的實驗。護士們不顧這些不幸女性的哭喊和抵抗，硬是把她們拖到那些令她們陷入全身僵直的男子面前。他們玩弄這些病患……整個實驗過程使患者神經系統更加緊張、病情更加惡化，她們彷彿被當作工具來利用……我的一個朋友告訴我，她……見過一位聲名顯赫的醫生，讓一個不幸的病人突然從一種天堂般的幸福，直接墜入了一種惡名昭彰的感官淫慾狀態。更可怕的是，這一切都赤裸裸地呈現在一群文學家和世人面前。[17]

然而，正如女權主義歷史學家伊蓮・肖華特所承認的那樣，沙爾科不能輕易地被歸類為是一個粗鄙的厭女主義者，因為按照當時的標準，他對女性權利算是採取了自由主義立場，在他的學生或實習醫生中都包含了正在接受醫學專業培訓的女性。此外，沙爾科與他那個時代的傳統觀點相比，其中一個更引人注目的分歧是他堅持歇斯底里症並非只是一種女性特有的疾病。早在十七世紀晚期，威利斯和席登漢姆等神經性歇斯底里症病因學的支持者就提出了這一點，但反射理論創造了一種新的方式，重新強調女性生殖器官、大腦和歇斯底里傾向之間的關聯性。英國神經學家湯瑪斯・萊科克（一八一二～一八七六）在一八四〇年的著作中，借鑑了這些觀點，重申「歇斯底里症是女性特有的」，因為「女性的神經系統與這些情緒病症之間密切相關」[18]，幾十年後，比爾德創造了神經衰弱症這個名詞，雖然不排除男性被診斷患有歇斯底里症，但已經創建了另外一個替代的診斷標籤，許多醫生以一種不成比例的偏好將此名稱用於男性患者身上。

相反地，儘管在當時備受爭議，沙爾科堅持歇斯底里症不僅影響女性，也影響著男性。一八五九年，他的同行皮埃爾・布里奎特（Pierre Briquet，一七九六～一八八一）在巴黎慈善醫院（Hôpital de la Charité）提出了類似的主張，反對那些利用反射理論將歇斯底里症與女性生殖器官重新連結起來的人。沙爾科曾多次在演講和出版刊物中表達自己對布里奎特情義相挺的感謝。一八八二年，沙爾科在薩佩提耶為歇斯底里症男性患者開設了一個病房，這是這家大型醫院有史以來首次為男性提供的第一間病房，並且從一八七八年起，男性患者也在他的門診就醫。從一八八〇年代開始，在他所發表關於歇斯底里症的討論或研究中，大約有四分之一集中在男性身上，而他對歇斯底里症是一種女性疾病這種傳統觀點的反駁，引發了廣泛的關注。

雖然男性也會罹患歇斯底里症的主張想必不是什麼新鮮事，但一般來說，這類病例都被忽視或被邊緣化了。通常，被認為是男性歇斯底里症的患者，經常會被認為是具有女性化特質、慣於久坐和勤奮好學。相比之下，沙爾科的許多男性患者都來自勞動階級，他們都是肌肉發達、有男子氣概的男人——用他的話來說，他們是「精力充沛、身體結實，沒有被文化所困擾」[19]。他們的身分包括火車司機、水管工、麵包師、鐵匠等。沙爾科堅稱，早期的幾代人只是誤診了此類病例，而現代醫學（當然，他是這個領域的先鋒）最終掌握了這些病例的真實本質。與他的女性歇斯底里症患者一樣，沙爾科強調了這些男性疾病的神經病理起源，同時，他關注的主要焦點是男性的半身痲痺和癱瘓、攣縮和癲癇發作，而不是心理層面的障礙。正如美國神經科醫生對婦科醫生試圖涉入神經系統領域的努力不屑一顧，沙爾科的這些理論重點使得法國婦科醫生的觀點變得站不住腳，或許並非巧合，畢竟婦科醫生一直傾向於將卵巢切除術作為治療歇斯底里症的方法。

沙爾科強調在工匠和工人階級中的男性普遍存在歇斯底里症，這反映了他的歇斯底里症著作在很大程度上偏離了以往的正統或主流觀點。傳統的討論往往強調神經系統疾病和富裕上流人士之間的關聯，而這一點在切恩對英國病的評論和比爾德對美國神經質的評論中都採取相同明確的立場。然而，沙爾科在薩佩提耶醫院的女性患者幾乎全都來自社會底層。因此，他認為無論男女，以往關於歇斯底里症社會地位的討論已經嚴重偏離了正確的方向。「我們不能忘記，」他帶著幾分嚴肅的語氣評論道：

〔工人階級的〕心理結構與我們的基本上都是相同的，他們可能比其他人更容易受到道德折磨對情緒所帶來的破壞性影響，以及因生活物質困難引起的焦慮，還有過度重視身體力量所帶來的誇大效應導致的壓抑情緒……此外，我們應該記住，神經性遺傳並不是富人階層專屬的特權。它的影響範圍同樣延伸到工人階級和生活中其他任何角落。

這樣的觀察並不奇怪，歇斯底里症可能「在工人和工匠中，在那些最不受命運眷顧、除了辛苦的體力勞動外，對其他事物幾乎一無所知的人中，大規模地存在著」[20]。

在具有歇斯底里遺傳性素質的患者中，只需一個突發事件，便可引發全面的歇斯底里症發作。酒精就是這樣一種誘發因子，尤其是在社會底層酒精的使用很常見。但工業事故傷害和其他創傷性事件也同樣是重要的誘發因子，在那個年代鐵路交通意外是其中最常見的事故之一，沙爾科和那些試圖在歐洲和北美其他地區追蹤疾病病因的人都得到這樣的結論。在此，沙爾科幾乎接受了這樣一個心理學的觀點，即思想和情緒可能足以引發崩潰而導致病發。儘管沙爾科的思維開始觸及心理層面，儘管這種模式提供了一種可能的解釋，說明歇斯底里症是如何具體形成的，但沙爾科始終無法完全接受這種解釋。這種從「心理轉化為生理」的角度來理解歇斯底里症的觀點，將留給其他人去探討。

法國學術體系的一個顯著特點，在許多方面，也是它的一個重大缺點，就是其嚴格的等級制度和權力高度集中。（在這方面，學術體系算是當時法國社會文化的縮影。它模仿了孕育並支持它的更大的法國社會。）那些站在這個系統頂端的人可以主宰任何位階比他們更低下的人，沙爾科就是其中的典型。就像許多出身貧困最終成功的人一樣，他最喜歡的就是與富人和權貴交往。

沙爾科也是如此，他與一位富有的寡婦結婚，加上他日益增長的聲譽所帶來的豐厚臨床收入，使他既能在塞納河畔訥伊的富裕郊區購買一棟別墅，又能在聖日爾曼大道二百一十七號購買一棟優雅的豪宅，並以掛毯、繪畫、稀世珍本書籍、古董，甚至是彩色玻璃窗等高檔貨裝潢這兩棟豪宅。例如，他的書架以佛羅倫斯聖洛倫佐修道院梅迪奇圖書館的書架為藍本，他的古典和文藝復興時期藝術收藏品，包含了一系列描繪聖人的願望和狂喜的畫作，他很樂意將這些人物畫重新解釋為未經診斷的歇斯底里症的實際例子。沙爾科在學術上的成功與第三共和國激進的反天主教權政治有著重要的相關性。例如，他在神經疾病學科的主席位置，就是由他的著名政治界朋友萊昂．甘貝塔（一八三八～一八八二）運用影響力在國民議會推動而獲得通過。沙爾科若要回報這個恩惠、試圖削弱宗教反動的力量，並詆毀基督教殉道中最神聖的人物，那麼還有什麼比宣稱他們是一群精神病理學標本的集合、被迷惑的歇斯底里症病患，更有效的方法呢？

沙爾科在每週二公開演講後，會在市區的華麗豪宅裡定期舉辦熱鬧華麗的晚會，將作家、詩人、記者、建築師、政治家和科學家、偶爾出現的紅衣主教和醫學界菁英們也都會聚集在一起。這些有頭有臉的重要人物是強而有力的盟友，增強了沙爾科已經從巴黎醫學院主席職位以及他日益增長的全球影響力中獲得的巨大權威。到了一八八〇年代，有人合理地聲稱，所有醫學院的人事任命都需要他的批准，而他對於行使這種影響力一點也不避諱。

使得這種權力集中變得更加危險的原因是，沙爾科是出了名的臉皮薄，他不僅對任何批評十分敏感，甚至對下屬的輕微異議也無法容忍。那些招惹了沙爾科教授的人，會嚴重損害自己的前途，甚至是整個職業生涯的毀滅。那些害怕或感受到他憤怒的人可能會表面裝出示弱的態度，再藉由隱蔽性的手段來報復：例如，當他們可以在不被發現的情況下這麼做時，他們可能會破壞他門生的職業生涯（例如，一位與其競爭的神經學家查爾斯．布沙爾（一八三七～一九一五）將年輕的約瑟夫．巴賓斯基排在綜合排名名單的最後，確保他這一代最有才華的法國神經學家永遠無法獲得教授的職位）；但他們很少或從來不敢直接對抗他的權威。用沙爾科一位密友之子萊昂．道德特（一八六七～一九四二，法國記者）的話來說，這位偉大的教授「無法忍受任何形式的反駁，無論多麼微小的忤逆。如果有人膽敢反駁他的理論，他就會變得凶猛和刻薄，除非對方將自己的話收回並誠心地道歉，否則他會盡其所能破壞這個魯莽之人的職業生涯」[21]。廣而言之，他嫉妒別人的成功，並且，根據法國作家龔固爾兄弟（一八二二～一八九六；一八三〇～一八七〇）的說法，他也「對那些拒絕受邀參加他的招待會之人，表現出強烈的不滿」[22]。

親密夥伴，甚或是沒有陣營支持的獨立競爭對手，可能會對這位偉大人物的狂野幻想提出一些有幫助的建言，因此這些聲音的缺席顯然值得留意。沙爾科發現自己周圍都是些唯唯諾諾的人與平庸之輩，還有那些膽小到不敢說出真話的人。這不僅加劇了他的觀點可能變得愈來愈根深柢固，但也愈來愈引起懷疑和難以站穩腳跟。而且，當這些阿諛奉承的馬屁精們殷切地爭取他的青睞時，這實際上就是變相鼓勵他們汲汲營營於為他的利益而賣力上演著欺騙事件——這些事件為愈來愈可疑的主張提供了表面上的學術支持。在沙爾科去世前的最後幾年，就連他自己也開始質疑歇斯底里症是否真的沒有強烈的心理成分因素，儘管他在很大程度上仍然堅信歇斯底里症的根源與身體的器官或生理功能有關。（無論如何，沙爾科始終堅信心理學領域到頭來還是會被證明可以化約為大腦生理學。）然而，隨著他的去世，整個沙爾科的宏偉帝廈也迅速徹底崩塌。

為了向這位偉人致敬，曾有一個計畫要出版他的全集，但這個想法很快就被放棄了，而且就此不復存在，預計出版的二十六卷中只有九卷付梓成書。他那些長期受壓噤聲的學生們，現在終於能勇敢表達自己不同的意見了。像巴賓斯基和德傑林（一八四九～一九一七，法國神經科醫生，一九一一年接替了沙爾科的主席職位）等人很快就與他們這位偉大的「導師」所留下的思想遺產保持距離、劃清界線，並否認了他們在策劃那些戲劇性表演上，扮演了重要角色的事實。巴賓斯基在一九〇一年在學術理念上與他的導師劃清界線，完全廢除了「歇斯底里」這個標籤，並用自己創造的術語「暗示病」＊（pithiatism）來取代。德傑林則稍微等了一會兒。「現在看來，可以肯定的是，」在他的導師安然地躺在墳墓近二十年後，他如此說道，「被這種描述（重度歇斯底里症）所描繪的危險期，其實是被教導（訓練）和模仿出來的。」[23]曾親臨現場目睹表演的瑞典精神科醫生蒙納的話更是尖酸刻薄：

在薩佩提耶醫院裡那些呈現在巴黎名流面前的舞臺表演，只不過是一場荒謬的鬧劇，一場混雜了真實和欺騙的無望演出。在這些受試者中，有些人無疑是真正的夢遊者，他們在清醒狀態下忠實地執行在催眠中向他們提出的各種暗示——這些都是被催眠後的暗示。他們當中的許多人根本就是騙子，非常清楚自己應該做什麼，很樂意在公眾場合表演他們的各種把戲，用歇斯底里症患者那驚人的狡猾欺騙了醫生和觀眾。他們總是隨時準備好接受沙爾科的催眠暗示，好讓自己瞬間便可以展現出重度歇斯底里症的所有症狀，或者展示那著名的催眠三個階段：半昏沉、僵直、夢遊，所有這些都是由這位大師發明的……[24]

數十年來，這些曾經看似牢不可破的鐵律，現在都已化為烏有、煙消雲散了。「歇斯底里」這個詞以驚人的速度從法國的舞臺上消失，歇斯底里症的權力中心向東方和南方移動了數百英里，來到了十九世紀末的維也納，一個絕佳的環境，一個對性和性慾的討論抱持開放的社會。早在一九〇〇年，沙爾科這顆星星無疑已經隕落凡間，不再閃耀。

＊譯按：巴賓斯基認為歇斯底里症在接受催眠的過程中能夠誘發或是緩解症狀，其真正關鍵在於患者對暗示的接受程度。而這種暗示來自於對權威者的信服而起作用，因此，催眠師在被催眠者的思想認定中具有權威性是成功治療的核心要素。

第七章　佛洛伊德式的歇斯底里

一八八五年十月十三日，當時營運不到兩年的東方快車，有一輛列車結束了從奧地利出發的長途旅程，緩緩地駛入了巴黎東站。一名留著鬍鬚的二十九歲男子從他的車廂中走下來，身影沒入了斯特拉斯堡大道上行進的人群中。他一貧如洗卻野心勃勃，在面臨窮途末路、可能流亡的嚴峻命運之前，他正在做最後的孤注一擲。他曾考慮流亡到美國，但是他認為美國是個「科學的無望之地」，他後來更視美國為「影響力龐大的國家，但也是個巨大的錯誤」。[1]

我們這位疲憊的旅人曾在維也納接受過醫學訓練，他在那裡曾嘗試在動物學、生理學，以及最後在神經解剖學方面，建立其學術生涯，但最後都以失望告終。更糟糕的是，他的可卡因（cocaine）治療實驗引發了難以收拾的爭議，他聲稱可卡因是一種神奇的藥物，但其他人卻發現它會導致成癮、讓人逐步邁向人格毀滅和死亡等嚴重後遺症，因此現在的他只想迴避掉這些批評的聲音。他的私生活也同樣混亂不堪。自一八八二年訂婚以來，他渴望結婚，但似乎只有放棄他的科學抱負，並安定下來成為一名平凡甚至令人煩躁的臨床醫生，才能實現這一目標。最後，在他的恩師德國生理學家恩斯特．布呂克（一八一九～一八九二）的強力干預下，他才獲得了一筆小額補助，以支持他在巴黎度過六個月，他計劃在當時聲望如日中天、偉大的沙爾科手下工作。

即使面對眼前的機會，佛洛伊德仍對自己的未來感到前景黯淡，他在來到巴黎的頭幾星期，這種悲觀的情緒並沒有緩解。畢竟沙爾科的聲譽就像磁鐵吸附大量鐵屑般，吸引了為數眾多有志成為神經學家的人來到巴黎，但這位年輕的奧地利人並沒有任何特殊的才華或能力，能夠讓他從眾多爭相博取這位偉大人物的關注和青睞的專業人士中，脫穎而出。或者，更確切地說，直到佛洛伊德想出了一個主意，他才有機會接近沙爾科，他毛遂自薦，提出他可以將沙爾科的最新講座翻譯成德語。當他的提議被接受後，佛洛伊德發現自己終於進入了那個外人難以打進的圈子中，至少他獲邀參加每週二在聖日爾曼大道上的沙爾科豪宅所舉辦的晚會。佛洛伊德言而有信，儘管他承認自己的法文口語能力很糟糕，但他還是將沙爾科的《神經系統疾病講座》（一八八〇）第三卷翻譯成德語，甚至在法語原版出版之前，他的德語譯本就已經先出版了。

沙爾科的認可使佛洛伊德成為了他的忠實門徒。即使如此，他在巴黎也僅僅停留了四個半月。沙爾科在那段期間生了一場病，佛洛伊德也在耶誕節期間休假兩星期，與未婚妻瑪莎．伯納斯（一八六一～一九五一）共度。他在巴黎親身經歷的沙爾科馬戲團讓他留下了深刻的印象，徹底改變了他的知識視野。在巴黎定居的幾週後，他在十一月二十四日寫給瑪莎的信中提及：「沙爾科，是最偉大的醫生之一，他的智慧和判斷近乎天才，他正徹底瓦解我的所有目標和觀點。有時我從聽完他的講座後走出來，就像從巴黎聖母院走出來一樣，對完美有了全新的理解。」[2]在隔年的二月，佛洛伊德懷抱著皈依者的熱情回到維也納，決心向維也納的醫學菁英們宣揚沙爾科關於歇斯底里症的新發現，以及他使用的催眠方法。

佛洛伊德似乎並未察覺到他的傲慢，和信奉法國競爭對手的態度，會給他在維也納的上司們留下什麼印象。他在維也納醫學會的一次公開演講，並未獲得在場前輩們的熱烈迴響。在一個本應致力於傳達自己科學原創觀點的論壇上，佛洛伊德只是提供了他在薩佩提耶醫院所觀察到的一個老調重彈的版本。他聲稱沙爾科對男性罹患歇斯底里症的重視是一種新穎的觀點，這個說法卻遭到同行們一致的否定，他們回憶起幾十年前自己與男性歇斯底里症患者接觸的經歷。另一方面，儘管因為沙爾科在組織中擁有的權力與處事的冷酷無情，使得法國醫療機構放棄了對催眠術長期以來的敵意，但在德語世界，並未出現這種態度的轉變。特別是在佛洛伊德的人生中舉足輕重的希奧多．梅涅特*，他嚴厲駁

*譯按：希奧多．梅涅特（一八三三～一八九二），德裔奧地利籍神經病理學家和解剖學家，他曾經收佛洛伊德為徒。

斥催眠術，認為它不過是一種庸醫的騙人把戲。因此，佛洛伊德對這項技術的推崇並沒有讓他得到上司的認可和讚揚。

更糟糕的是，在一八八〇年代後半期，沙爾科關於催眠及其與歇斯底里症相關的主張，甚至在法國也遭到了持續攻擊。這些批評的聲浪主要來自法國周邊地區，特別是來自東部的省會城市南錫。面對這些質疑的聲音，身為精神官能症的拿破崙，沙爾科可能覺得這些流言蜚語對他根深柢固的權威幾乎不構成威脅。但沙爾科聲稱只有少數患有遺傳性神經系統疾病或異常的人才容易受到催眠，而且被催眠者將會經歷了一系列規律且可預測的階段。但在南錫學派領導人，法國神經科醫生伯恩海姆（一八四〇～一九一九）的反覆驗證，證明這兩種情況在實證上並非如此的情況下，變得站不住腳，甚至到徹底瓦解的地步。更糟糕的是患者透過一連串的催眠後，精神狀態被削弱到崩潰的地步。因此，當其他人開始驗證並認同這位法國新秀的說法，沙爾科的論點就變得荒謬，在一八九二年沙爾科這位偉人去世後，伯恩海姆的觀點甚至在巴黎也獲得了認可與接受。對許多人來說，結論就是人們重新相信催眠「僅僅」是暗示的產物（而不是如沙爾科所主張的，主要是生理過程），因此它的本質是一種自我欺騙、江湖騙術和欺詐的形式。隨著這種觀點擴散蔓延，很可能促使佛洛伊德重新考慮他對催眠療法的投入和信任，這是他從未真正精通的技術，到了一八九〇年代中期，他基本上放棄了這項技術。

佛洛伊德回到維也納並開始臨床實務，並在訂婚許久之後，終於邁入了婚姻生活。然而，婚後很快就有了一大群孩子，到一八九六年已經有了六個孩子，大幅加重了他的經濟負擔。在這些年裡，他的私人診所主要致力於治療神經系統疾病的患者，特別是腦性麻痺（cerebral palsy）兒童，但是病患的來源實在很有限。不過，他的病患中也包括了許多病因不確定的病例、類似「功能性」病因的患者和「歇斯底里症」病例，儘管它們不一定是他在巴黎見過的那種充滿戲劇性的病例。這種情況對大西洋兩岸許多有抱負的神經科醫生來說，都是很熟悉的病人樣貌，畢竟對他們來說，歇斯底里症患者是不可或缺的重要收入來源。佛洛伊德剛開始也使用神經科醫生的常規療程來治療這些疾病：按摩、水療法（hydrotherapeutics）、電擊和休息療法。

在佛洛伊德處境艱難的情況下，他的重要轉診患者來源，是一位比他年長很多的醫生同行約瑟夫・布羅伊爾（一八四二～一九二五），他是佛洛伊德第一次在恩師布呂克實驗室遇到的同事。布羅伊爾在維也納的猶太高等資產階級中發展出了一種規模龐大、利潤豐厚的執業模式，這使得他成為一個富有的人。隨著工作量的增加，他將一些無法再承接的病患轉介給佛洛伊德。同時，他還定期透過小額貸款來緩解這個年輕人財務上的後顧之憂，於是兩人的私交也愈來愈密切。

早在一八八〇年，布羅伊爾就曾治療過一個特別引人注目的歇斯底里症患者伯莎・帕彭海姆（一八五九～一九三六），她後來以安娜・歐（Anna O）的名字聞名於世。這次的治療一直持續到一八八二年六月，伯莎／安娜有諸多紊亂的症狀。這些症狀在這位受保護的年輕女子照顧垂死的父親幾個月後，開始逐一浮現。她的症狀十分引人注目：恍惚狀態、幻覺、連續劇烈的咳嗽、失眠、拒絕進食或喝水、右側肢體僵硬癱瘓、嚴重視力障礙、無法控制的憤怒爆發、無法認出周圍的人，最後是語言失調：首先是她的德語退化，然後變得只能說或理解英語，她曾經長達十八個月完全無法理解自己的母語。布羅伊爾對她的治療包括定期頻繁且長期的接觸。根據他的描述，他最終發現，藉由與她談論她的症狀，更重要的是，透過追溯她的症狀至過去的創傷情境，可以使這些症狀消失，這種「宣洩」（catharsis）療法證明了具有深遠的治療效果。這種治療方法被病人安娜．歐自己命名為「談話治療」（talking cure）。

布羅伊爾承認，這樣的「治療」需要耗盡心力去醫治並令人精疲力盡。伯莎／安娜擁有非凡的記憶力，這被證明是一把雙面刃。光是解決她聽力方面的問題，就需要按照相關事件發生的倒序回溯，篩選出三〇三個可能影響聽力功能的獨立事件。這個過程持續進行著，直到她最後的頑固症狀（右臂癱瘓和無法說出母語）在她回憶起一個幻覺時得到緩解，她憶起夢見一條黑蛇準備襲擊正在她照顧之下臥病在床的父親，直到她想起用英語背誦一段祈禱詞來驅趕黑蛇時，癱瘓的右手臂終於可以移動了，症狀得到了緩解。當她回憶起這個事件時，麻痺突然消失了，她也再次能夠用德語交談。

從一八八二年十一月開始，這些充滿戲劇性的事件經常成為布羅伊爾和佛洛伊德談話的主題。然而，後續的學術研究推翻了布羅伊爾聲稱他的治療方法能治癒伯莎／安娜的說法。相反地，在布羅伊

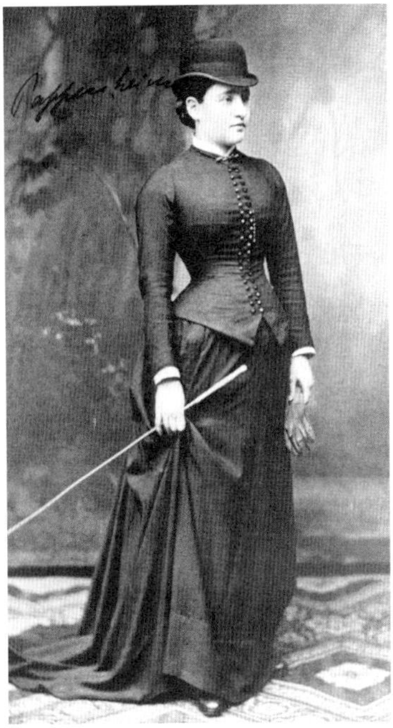

圖 15 布羅伊爾的病人「安娜．歐」（即伯莎．帕彭海姆）。這是她在一八八二年的樣子。這張照片是在瑞士克羅伊茲林根的貝勒維療養院拍攝的，當時她被視為一名精神病患者。帕彭海姆後來成為了一名傑出的社會工作者、作家和女權主義者，但她的成功與其協助創立的談話治療無關。

爾突然停止治療她之後不久，她就被家人送到了瑞士克羅伊茲林根的貝勒維療養院，她在那裡待了超過三個半月，仍然表現出多種歇斯底里症狀，同時還對嗎啡成癮（這是布羅伊爾治療她時使用的一種藥物，但他從未在其任何出版物中承認過）。佛洛伊德本人最終在與他的弟子歐內斯特．瓊斯（一八七九～一九五八）的一次談話中聲稱，布羅伊爾的治療之所以會無預警地突然終止，是因為布羅伊爾發現伯莎／安娜對她的治療師懷有情慾的渴望，這種渴望以幻覺懷孕的形式表現出來。但我們現在知道，這個故事也是虛構的。相反的，在一八八〇年代，伯莎／安娜至少又被三度送進照護機構，並在她聲稱治癒後的幾年裡，仍然經歷著幻覺，並表現出她所有的歇斯底里的全部症狀。直到一八九〇年代初，在她不再是布羅伊爾的病人後的十年，她終於「康復」。

然而，關於安娜．歐所有真實歷史的內容隱藏了將近一個世紀才被揭露。同時，她透過談話療法治癒的神話在此期間不斷地流傳與傳播，並形成治療和理解歇斯底里症的全新方法與基礎。從巴黎回來三年後，佛洛伊德本人開始對自己的一系列女性患者使用催眠和宣洩療法，首先是一位他指稱為埃米．馮．N夫人的患者，然後是伊莉莎白．馮．R小姐（這是他對歇斯底里症的第一次全面分析的案例），然後是露西．R、卡莎麗娜和塞希莉亞．M夫人（關於最後一位女士，他的陳述通常保持謹慎，無疑是因為她的社會地位比較高）。像布羅伊爾一樣，他堅稱這些處理過程產生了效果：

起初，我們感到非常驚訝，因為我們發現，當我們成功地讓患者清楚地回憶起每一個引發歇斯底里症狀的事件，並喚起其伴隨的情緒，同時患者也盡可能詳細地描述了這一事件，並將這種影響轉化為言語表達出來時，每一個歇斯底里的症狀都會立即且永久地消失。[3]

最後，主要是在佛洛伊德的堅持下，兩人的相同經歷促使他們共同撰寫一本關於歇斯底里症的專書。他們就此主題的初步交流於一八九三年開始，並在兩年後出版了他們的合著《歇斯底里症研究》

（一八九五），在書中佛洛伊德對他治療過的患者進行了四篇詳盡的闡述和分析。為了製造巨大的戲劇效果，他們使用了一些病例報告（安娜．歐是其中的第一個）來證明他們的理論和治療方法的正當性。尤其是佛洛伊德，他擅長以一系列充滿心理色彩的小插曲來描寫他的觀察和分析，用他自己的話來說，這些小插曲讀起來「像短篇小說，可以說，……缺乏嚴肅的科學印記」——這是一個令人不安的現實，他用一種安慰的說法來解釋了這一點，「這種寫作風格是為了順應本書主題的性質，並不是我自己有任何偏好。」[4]布羅伊爾和佛洛伊德總結道，歇斯底里症「主要受到過往痛苦回憶的折磨」[5]，這種記憶以壓抑的形式深埋在潛意識中，多年以後才以症狀的偽裝形式報復性地重新浮現。

沙爾科的病人大部分來自貧困階層，而他對歇斯底里症起源的病因學解釋，也相應地強調了退化是造成他們困擾的根源。相比之下，佛洛伊德和布羅伊爾的患者則來自特權和富裕階層，他們不願意接受自己在生理上是有缺陷的說法。難怪，佛洛伊德嚴正地警告說，我們有必要摒棄「這種理論偏見，也就是認為我們是在處理退化和失衡的異常大腦。」[6]如同先前的切恩一樣，布羅伊爾和佛洛伊德強調，歇斯底里症是一種優越性的象徵，是受教育者、成功者、富人、受人崇拜者和富吸引力者的特徵。「最嚴重的歇斯底里症，」佛洛伊德堅稱，「可以與最豐富多彩和最具獨創性的天賦共存。」[7]

正如那個在一個半世紀前發明飲食療法的節食醫生所發現的，這是一種能迎合歇斯底里症患者情感的治療處方，也大大增加了支持此療法的醫生們的病患數量——這對佛洛伊德來說是件幸運的事，

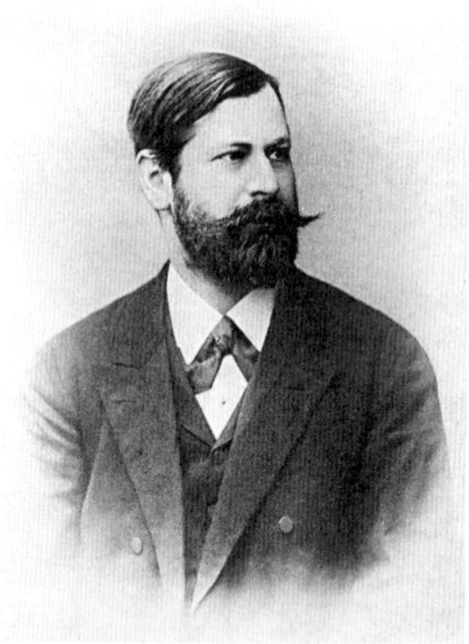

圖16　西格蒙德・佛洛伊德，一八九一年，這張照片攝於《歇斯底里症研究》出版前四年。（倫敦惠康圖書館）

因為顯然只有富人才能負擔得起如此密集且廣泛的治療模式。例如，塞希莉亞・M夫人就是雙重幸運兒：一是出生時即為男爵夫人，之後又嫁給另一個有錢人家，這位愛發牢騷的臆病症患者在她生命的最後三十三年裡，讓各種醫生跟著她的病情節奏起舞。六年來，佛洛伊德每天或一天兩次被這位女士召喚，為她的喜怒無常、幻覺、強迫症和自我折磨，還有暴躁易怒和焦慮不安、令她無法行走的疼痛，以及透過象徵性聯想將過去的經驗轉化為現在的身體疾病的各種歇斯底里轉化症，進行診療或諮詢，面對這些紛亂的病情，佛洛伊德試圖把這些症狀都追溯到他們的原始創傷——這個治療的過程似乎引發了他的高敏感患者最強烈的痛苦感受，但也同時讓源源不斷的治療費用流入當時經濟拮据的佛洛伊德的口袋中。

然而，當他們的合著出版時，佛洛伊德似乎已經和布羅伊爾鬧翻了，他隨後聲稱，他基本上已經對他們著作中所推薦的催眠和宣洩療法失去了信心。佛洛伊德得出的結論是，僅僅透過重述過去的創傷，並不能有效地治療歇斯底里症。宣洩療程確實可以緩解一些歇斯底里的症狀，但這項技術所提供的緩解或許也只是暫時的。佛洛伊德當時認為需要一種更複雜的方法來處理潛在的創傷，並開始轉向開發這種新療法。

當然，這其中還有一個問題是關於創傷本質的探討。兩人都聲稱在他們的論述中強調了心理因素。布羅伊爾確實承諾：「在接下來的內容中，我們將很少提及大腦，也不會提及任何關乎生理性的些微因素。心理治療的過程將用心理學的語言來處理。」[8]然而，實際上，他並沒有這樣做。他的文本反而強調了「腦內的興奮」（intracerebral excitations），並且在將神經系統和電氣裝置進行類比時，他隱晦地採用了佛洛伊德早已熟悉的化約論觀點。沙爾科在晚年也愈來愈認同心理學，並試圖將他對這種心理學語言的使用與他對歇斯底里症身體症狀的解釋相結合，不過，他暗示所有心理現象實際上都只是潛在神經活動的表面化，休林斯．傑克遜（一八三五～一九一一，英國神經學家、思想家）稱之為心身平行論（psychophysical parallelism）*。

*譯按：心身平行論（psychophysical parallelism），為二元論的一種，由希臘哲學家柏拉圖所提出的二元並存理念所延伸出來的理論，認為人在表現出行為時，內在的心理活動與身體活動是同時產生的，但兩者是各自獨立活動，並不會相互影響。此理論支持靈魂的存在，於文藝復興時期，作為學者用來迴避直接探討靈魂存在與否的理論。

佛洛伊德私下也在努力解決這個棘手的問題。他看到，沙爾科和布羅伊爾已經透過文字魔法的方式巧妙地「解決」了這個問題，但他認為，要將某個層次的事件充分轉化為另一個層次的運作機制，僅僅倚賴對心身平行論的模糊認同是不夠的。在《歇斯底里症研究》出版前後，他投入了無數時間於他的著作《科學心理學大綱》，並撰寫了許多尚未發表的草稿，但這些努力對他來說，成了一條通向生物學的死胡同。最後，他暫緩並擱置這項計畫，認為這是無法解決的問題，甚至這件事本身就是「一種瘋狂」。一八九五年十一月，他在寫給柏林全科醫生威廉．弗利斯（一八五八～一九二八）的信中承認：「我不再理解自己當初在孕育心理學時的心理狀態。」[9]他認為心理現象的化學或生理解釋可能最終會被發現，但這個人不會是他。

同時，關於他治療歇斯底里症的女性病例報告中，毫不掩飾地強調了心理因素的重要性。比起其他同行的專家們，這種強調心理層面的觀念得以讓他在當時提供廣大民眾一個更符合社會現況，並更具有持續吸引力的論述。他提出了一系列關於歇斯底里症狀的性慾病因的暗示，同樣持續吸引眾人的關注。只是佛洛伊德在現階段對這項假說仍抱持著一些不確定性。他認為，患者的症狀似乎是她們試圖壓抑「被扼殺的情感」（strangulated affect）[10]的防衛反應，她們試圖以某種方式來壓抑情緒，但這些被扼殺掉的記憶本質到底是什麼，以及壓抑的本身是如何導致這些歇斯底里女性的精神病理現象，佛洛伊德還沒有完全弄清楚。過去的事件與未釋放的情緒或情感緊密相連，幾年後，那些累積的壓抑情緒產生了病態症狀，這些病態症狀可能透過重新體驗（或「宣洩」）原初的創傷經歷而得到緩解，但前提是患者能夠以某種方式克服對引發病症的過往創傷事件的神祕「失憶」現象。

催眠是一種能夠克服患者不願或無法配合治療的一種方式。佛洛伊德曾短暫調整成另一種替代方法，就是想辦法找到讓病人「集中注意力」的方式，也許是在患者的前額上施加物理壓力。還有另一種方法，這種方法最終主導並形成了精神分析實務的核心，就是讓患者「自由聯想」，自由地說出其意識中所浮現的任何東西，從而隨著時間的推移，不經意地揭示出潛藏在意識表面之下的內容。他假設似乎有個對心靈內容保持高度警戒性的內部審查員，並將它的審查機制鎖定在無意識的心靈層級中。因為「自由」的聯想過程最終會遇到內在產生的障礙，這些障礙是各種壓抑的形式，透過這些壓抑，有意識的心智對自己保密，但代價是將其壓抑的內容轉化為症狀。佛洛伊德認為，他的任務便是去理解這些內在心理衝突的基礎，試著卸下病人的防禦機制，讓無意識的內容浮現至意識層面。或者，更確切地說，他的任務是引導患者完成這些任務，從而實現他或她的心靈結構（mental furniture）得以進行持久性重組。

到了一八九〇年代初，布羅伊爾已經放棄了將歇斯底里症作為他治療實務和智識探索的重點。在他們的合著的第二版於一九〇八年付梓時，他承認，自從該書首次出版以來，「我……並未積極參與這個主題的討論；我也沒有參與它後續的重要發展，我無法為一八九五年所寫的內容增添任何新的觀點。」[11]宣洩療法的耗時性與他採取的一般治療方式的性質完全不相容，無論如何，他的一般治療模式已經足夠讓他獲得豐厚的收入。

相比之下，對佛洛伊德來說，情況卻大不相同。用他自己的話來說，

放棄了治療器質性神經疾病，但並不重要。因為一方面，這種疾病的治療前景在任何情況下都不樂觀，也就是說，這種疾病在任何情況下都是無法徹底根治的，而另一方面，就一位在大城市工作的私人執業醫生而言，這種疾病的患者數量與歇斯底里症這類精神官能症的患者相比，實在是微不足道的……[12]

在一八九〇年代的後半期以及之後的幾年裡，歇斯底里症仍然是他持續關注的焦點，事實上，無論是在他的臨床實務還是在他的智識領域，對歇斯底里症的研究都占據了主導的地位。他對這個主題的思考，以及與病人互動的模式，已經開始朝著大相逕庭的方向發展，並為構建一種新的心理理論——精神分析——奠定了重要的基礎，這種理論不僅包括了對病理狀態的理解，也擴展到了對「正常的」精神狀態的理解。同時，在這個心理學的基礎上，也為開發一種創新的治療技術提供了契機。

主張歇斯底里症本質上是一種心理疾病，而不是生理疾病，是個十分冒險的舉動。正如佛洛伊德

在一九〇九年在美國發表關於精神分析學的開幕演講中所承認的那樣，

對於歇斯底里症是源自心理或生理的問題，醫生對前者與後者的同情程度大不相同……他的所有醫學知識——都來自於解剖學、生理學和病理學方面的訓練——在面對歇斯底里現象時，讓他陷入了困境……於是，歇斯底里症患者失去了他的同情。他將他們視為一群違反科學定律的人，就像正統派眼中的異端。他將各種邪惡的行為都歸咎於他們，指責他們誇大其詞、蓄意欺騙、裝病。並且，醫生藉由收回對他們的關注來懲罰他們。[13]

對於一位臨床實務工作者而言，佛洛伊德拒絕這種放棄醫生職責的行為，也無法認同這種知識立場。對他來說，人類的心理就像人類這個生物有機體的器官運作功能一樣，都受到一定的規則所支配，其運作模式早已由這些特定規則所決定了，因此，從心理學的角度來理解與詮釋歇斯底里症，並不意謂這種疾病是在患者的意志控制之下，那些關於患者裝病、欺騙和操縱的言論，都只是來自於那些「不習慣於將嚴格和普遍的決定論應用於心理生活」[14]的人*。

＊編按：此處佛洛伊德認為，這些人的解釋忽視了心理現象背後的決定性因素和規律。

一八九六年，也就是《歇斯底里症研究》出版的隔年，佛洛伊德發表了三篇論文，其內容論述了一種理論，該理論將這種疾病的起源追溯至並定位在另一種不同類型的被壓抑記憶，也就是對嬰兒時期性誘惑或性虐待的記憶。事實上，布羅伊爾已經意識到，在歇斯底里症病例中或多或少有性成分存在。然而，佛洛伊德現在提出了一種更強而有力的主張：性創傷始終是這種疾病的根本病因。換言之，童年性創傷論是「打開一切祕密的鑰匙」[15]。如果說反射理論將歇斯底里症與女性生殖器官連結在一起，那麼現在佛洛伊德的心理學理論則是將病因追溯到兒童時期對性騷擾和亂倫等性攻擊經歷的被壓抑記憶。至此，性和精神病理學仍然密不可分，只是現在以某些新穎的形式存在。

維也納著名的性學家理查・馮・克拉夫特－艾賓（一八四〇～一九〇二，性學研究的創始人之一），最近才接任了維也納大學梅涅特的教席，也是維也納最有影響力的精神科醫生。他認為佛洛伊德的這種將童年性創傷視為疾病根源的觀點有點過了頭，並公開將佛洛伊德的理論斥為「科學的神話」[16]。很快的，不到一年的時間，佛洛伊德再度將理論的取向另闢蹊徑，他重新論述：關於童年時期的性誘惑被壓抑的「記憶」其實是一種潛意識的幻想，而非患者真實的經歷。我們可以理解到這是精神分析學派一項重要的關鍵性轉折，它代表著理論從原先的性創傷觀點轉向潛意識的性誘惑觀點。他認為歇斯底里症病患身體上出現的多樣化症狀是心理困擾的軀體性轉化。因此，如何解讀這些症狀，探索它們的根源，需要建立一個全新的人類心理學理論。在這次的探索之旅中，催眠並沒有發揮太大的作用。相反地，病人的自由聯想以及夢境和口誤，在佛洛伊德和他的追隨者手中，提供了一個新的指南來探索人類心理的複雜性。

在當時只有少數人追隨叛逆的佛洛伊德學派分析家，以及後來的梵文學者傑佛瑞．穆薩耶夫．馬森（一九四一～），他們認為佛洛伊德放棄性誘惑理論（seduction theory）是一種智識上的懦弱或不誠實。對於大多數人來說，無論是來自逐漸減少的佛洛伊德忠實信徒，還是那些將精神分析視為有趣且奇特但已過時和被取代的歷史現象的人，都認為佛洛伊德放棄相信大多數兒童性虐待描述字面的真實性的理由，是合理的。他基於這個理論所發展出來的治療策略幾乎是全盤失敗，而且他也沒有發現足以區分「真實的」虐待記憶和幻想的確切方法。如果這還不夠糟糕，而是如他所說歇斯底里症是早年被性侵害的產物，那麼有大量的歇斯底里患者湧向他尋求治療，不就意味著那個年代有為數眾多的父親都是戀童癖者，他發現這種觀點愈來愈難以置信。讓他對這個問題感到更加不安的是，他自己在一八九〇年代末也遭受了一次歇斯底里的精神崩潰，當佛洛伊德的父親於一八九六年十月二十三日去世後，他感到抑鬱沮喪，被強烈的自我懷疑折磨，深受自己將會早逝的念頭所困擾；他經常感到胃部不適，並堅信自己患有心臟病。他的一些手足也陸續出現歇斯底里的症狀。難道這意味著他的父親是個虐童者嗎？對佛洛伊德來說，這實在是太過頭了。相反地，他透過分析自己和自己的夢境，並將這些經歷與他從其他病人那裡學到的東西結合起來，開始對歇斯底里症的病源進行一個完整全面的心理學詮釋。

這是一種將潛意識幻想視為精神官能症根源的解釋，並詳細闡述了一個複雜的心理模型，該模型說明了在某些條件下，兒童心理發展的某些方面（這些方面應與普遍的人性相對應），可能如何引發歇斯底里症和其他形式的精神病理學。這個心理模型花了十年甚至更長的時間才得以發展（之後還將繼續修改和調整），但隨著一九〇五年《性學三論》的出版，其核心要素變得完整且清晰。他在書中論述所有人類的核心心理基礎是原慾（libido），這是一股主導人類意識與潛意識的強大心靈能量，它的源頭來自無意識的性驅力所帶領的。他宣稱「我認為性功能正是歇斯底里症和一般的精神官能症的基礎」[17]。各式各樣的心理衝突和不適症狀都源於這個基本事實。

在佛洛伊德的理論中，無意識是一個充滿恐懼的地方，這源於在新生兒的精神世界中強烈感受到父母的存在，而形成了一個受損的無意識。因此，在嬰兒心中家庭絕非是外在無情世界的避風港，反而是充滿恐怖和危險的心理劇舞臺*，這些心理劇並非存在於意識層面，而是充斥在無意識中，引發壓抑並產生了無意識的精神病理學的病因。隨著嬰兒努力成長，並逐漸邁向成熟時，伊底帕斯情結的心理危機就等在前方，而且往往會對心理造成嚴重的混亂或破壞。孩子們被迫壓抑不可接受的慾望，否認他們的幻想，或者壓抑至無意識中，使得他們內心充滿衝突。渴望和壓抑，尋找替代性滿足，假性遺忘，以及「文明的」道德限制——在各個方面，還有愛神（Eros）和賽姬（Psyche）之間的衝突†，創造了一個難以逾越的衝突雷區，很少有人能從中完好無損地走出來。

如果歇斯底里症只是成了佛洛伊德和他日漸增多的追隨者們試圖解釋和治療的眾多精神病理學中的一種，那麼它仍應為精神分析學的誕生，得到很大的讚揚（或譴責）。精神分析學是一套在二十世紀愈來愈重要的學說和醫療實務——事實上，在第二次世界大戰之後，精神分析主導了美國精神病學大約四分之一個世紀甚至更久。然而，典型的歇斯底里症患者，不論是佛洛伊德在薩佩提耶所觀察到的那類病人，還是他和布羅伊爾在合著中所描寫的那類病人，他們的數量似乎都在十九世紀末或之後不久神祕地減少了。但在一九〇〇年十月，在尋求佛洛伊德診治的患者人數特別少的那段期間，一個更有名的歇斯底里症病人出現在佛洛伊德的面前：艾達．鮑爾（一八八二～一九四五），一個被後世稱為「朵拉」的女人。朵拉的案例讓佛洛伊德得以將夢境解析納入他對歇斯底里症的討論中，這也促使他寫下另一個年輕女子飽受各式各樣症狀折磨的小說式案例病史：《朵拉——歇斯底里案例分析的片段》（一九〇五）。

在父親的堅持下，朵拉來到了佛洛伊德的門前。隨著這個病例的進展，她的反常行為才完全顯現

＊譯按：指由於家庭環境和關係所引發的各種情緒和衝突。

†譯按：羅馬神話中，邱比特象徵著「愛欲」（love & Eros），賽姬則象徵著「心靈」（soul）。

出來，並且大家可能會得出這樣的結論，即這種反常性幾乎與佛洛伊德試圖提供的治療方式和對她「疾病」的解釋的性質一致。表面上，十七歲的朵拉與佛洛伊德的相遇是由於她的父母在她的房間裡發現了一封自殺信而引起的。然而在此之前，她經歷了大約兩年的憂鬱和進食困難，並且一再與她的父母親發生爭吵。有一次，這些症狀引起了抽搐和暈厥，她聲稱自己對這些過往都不復記憶了。從十三歲開始，在長達數年的時間裡，她不斷地抱怨疲勞和注意力難以集中的問題，她的社交活動也日益減少，甚至在這些症狀出現之前，她就已經患有偏頭痛、持續咳嗽、週期性地失聲。她曾嘗試過電療和水療，但收效甚微。

「朵拉」的父親菲力浦．鮑爾與佛洛伊德已經算是舊識了，因在多年前佛洛伊德曾為他治療過三期梅毒，所以他將女兒轉診至佛洛伊德那裡去治療「歇斯底里」症狀倒也不令人意外。但是，當佛洛伊德開始為她進行「談話療法」時，一個更加邪惡的故事開始浮出水面。作為一個生意興隆的紡織品製造商，菲力浦搬到了阿爾卑斯山的梅蘭（現在的梅拉諾），作為他治療肺結核的良好休養環境。在這裡，他和妻子結識了一個住在附近的年輕家庭，K家。當梅毒使他的肺結核病情更加複雜而難以治療時，K夫人成了他的護士。很快地，兩人發展成情人關係，K夫人和她的丈夫赫爾．K中止了性關係。於是，K先生開始密切關注這位年輕的女子朵拉。一天，他約朵拉（和他的妻子）在一個教堂見面。朵拉到達時發現他竟是獨自赴約。他拉上百葉窗，並把她拉到自己身邊，試圖強吻她。朵拉當下

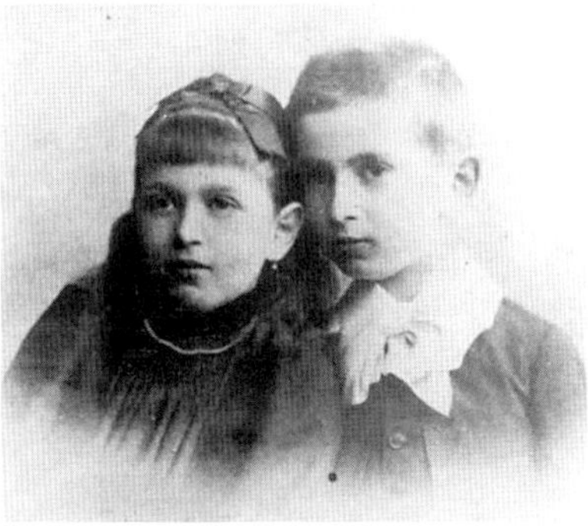

圖 17　朵拉（艾達·鮑爾）和她的哥哥奧托（Otto），兩人當時分別年僅八歲和九歲。她被當作是給 K 先生的性補償，距離她後來與佛洛伊德相遇，還需要幾年的時間。（工人運動歷史協會）

直覺反應便是搧了他一巴掌，然後立即逃離現場。兩年後的夏天，當她十五歲的時候，K先生又開始關注她，對她提出性方面的要求，並且說：「你知道我從我妻子那裡什麼也得不到。」她又一次逃離了現場。那天下午，她從午睡中醒來，發現K先生站在她的床邊。當她把這些情況告訴她的父母親時，他們認為一切都是她自己的幻覺。她一再懇求父親斷絕與K家的關係，卻被徹底地忽視，直到她終於明白了真相：「她被交給了K先生，作為他容忍妻子和朵拉父親之間不倫關係的代價。」[18]因此，她持續陷入抑鬱狀態中。

然而，佛洛伊德對她的問題所做的詮釋並非如此。他毫不留情地向這個受虐的少女強加另一種看待其痛苦經歷的觀點。他認為朵拉對K先生試圖親吻的厭惡，掩蓋了她其實想要被親吻的事實。當然，她潛藏的內心確實暗示了她十分歡迎這樣的關係發展，而她拒絕的反應態度卻正好反映出她內心壓抑的真實願望，並表明了她是「完完全全的歇斯底里患者」。朵拉曾經對佛洛伊德描述過一個夢境，夢裡她的父親把她從著火的房子裡救出來，夢中的房子就是赫爾．K試圖引誘她的那棟房子，佛洛伊德對這個夢進行了解析，認為這實際上是朵拉對自己內心中強烈慾火的一種偽裝承認，而夢的其他方面則顯示了她有自慰行為，並且幻想著與父親發生口交。佛洛伊德為了尋找合理的證據，他指出朵拉在緊張不安時有個特殊習慣，那就是玩弄她的錢包，打開後把手指伸進去，然後合上。她的這種行為的象徵意義顯而易見。佛洛伊德多次利用他作為治療師的權威，試圖威嚇一個飽受痛苦煎熬的少女（她的父親把她作為性補償，送給那個被他戴綠帽子的中年男子）。

在不情願的狀態下，她勉強地接受了佛洛伊德的治療。但在治療進行了三個月後，朵拉突然感到極度的厭惡和憤怒，中斷了進行中的分析治療，直接衝出了治療室。面對這樣的結果，誰能責怪她？用美國心理學家愛利克．艾瑞克森（一九〇二～一九九四）的話來說，「在接受治療之前，朵拉已經受到了創傷，然而，在接受治療後，佛洛伊德讓她再次受創。」佛洛伊德對她的治療，艾瑞克森總結道：「這是一個巨大的心理治療災難，是一個臨床醫生公開拒絕其病人的最明顯例證，一個遭受性虐待的年輕女孩其驚人且悲慘的證據，但是她的分析師竟然試圖為這種性虐待行為開脫其罪責。這是一個被強迫聯想、強迫記憶，甚至可能還有幾個強迫引導夢境的經典著名案例。」[19]當佛洛伊德發表這個案例作為他的最後一擊，他暗示朵拉對其社交圈中那位唯一僅存的成年人K女士懷有雙性戀的渴望，因為朵拉在痛苦的困境中曾向她求助。

不過也許朵拉應該要心存感激，至少她沒有被她的治療師引誘（儘管佛洛伊德根據她的另一個夢境曾向她暗示，她一定想要吻他，因為他是一個老菸槍，就像她的父親和K先生一樣）。從歐內斯特・瓊斯因性醜聞和虐待兒童的指控而逃離倫敦，到榮格引誘情緒焦躁不安的薩賓娜・施皮萊因（一八八五～一九四二，這不是他最後一次占病患便宜），以及桑多・費倫齊（一八七三～一九三三）與吉澤拉・帕羅斯和她的女兒埃爾瑪的不倫戀（兩人都曾是他的分析對象），更不用說像威廉・賴希（一八九七～一九五七）和奧托・格羅斯（一八七七～一九二〇）這些人更瘋狂的逾越行徑，這份洋洋灑灑的精神分析學家性醜聞名單還可以再羅列下去。性、歇斯底里和精神分析的結合似乎發生在許多層面上。

朵拉從佛洛伊德的治療躺椅上離開的時間，大致與他將臨床活動的重心轉向其他形式的精神官能症的時間點吻合。廣而言之，在十九世紀末的景色中那些引人注目、充滿戲劇性的身體症狀表現似乎不知何故消失了，或者至少從大家的眼前消失了。當歇斯底里症再次以戲劇性的形式出現在歷史舞臺上時，其受害者將是男性，而不是女性，他們的人數將達到數萬，甚至數十萬。這些精神受創的靈魂在大多數情況下將繼續保持匿名，而不是像佛洛伊德或沙爾科的個案那樣具有個人特色與可識別性。但他們的許多痛苦也將透過心理學的視角來檢視。有時，這種解釋會引起大家對他們的狀況產生一定的同情。更常見的情況是，它反而會激起對他們的隱性敵意和虐待傾向，這是先前醫學界對歇斯底里症亙古不變的反應特徵。因為，還有什麼比男性歇斯底里症患者更令人覺得缺乏男子氣概和更令人鄙視的呢？

第八章　戰爭的創傷

我們將他挖出來，以為他死了，直到他呻吟道：

「噢，先生，我的眼睛——我瞎了——我瞎了，我瞎了！」

我安慰著他，拿著火焰靠近他的眼皮，

告訴他，如果他能看到一絲模糊的光線，

他就不是瞎子，時間久了，他遲早會恢復視力。

「我看不見。」他啜泣著說。

突然，有人跳了起來，用悲憫的目光凝視著，

舉起充滿痛苦的雙手，彷彿是在祝福。

從他的微笑中，我認出了那陰沉的大廳——

透過他死氣沉沉的微笑中，我知道我們正身處地獄。

英國詩人　威爾弗雷德·歐文

他們很快就會忘記那些鬼魂出沒的夜晚；
他們對死去朋友的鬼魂感到恐懼畏縮，——
他們的夢想充滿了殺戮的陰影；
他們將為那場摧毀了他們所有自尊的光榮戰爭而感到驕傲……
那些走向戰場的男人，臉色嚴峻卻心中快樂；
那些眼中對你充滿憎恨的孩子們，心靈破碎而瘋狂。

英國詩人　齊格弗里德·薩松

一九一四年八月十四日，「終結所有戰爭的戰爭」*爆發了。用德國傑出的社會學家馬克斯·韋伯（一八六四～一九二〇）的話來說，這註定是一場「偉大而驚人的戰爭」[1]，文明（不論任何一方所捍衛的文明版本為何）都將取得勝利，而象徵野蠻人的另一方將會決定性地被擊敗。這一切將在耶誕節前結束。也許更早：德皇威廉二世在八月的第一週送他的軍隊上前線時告訴他們：「你們將在樹葉落下之前回家」。2

然而，事實並非如此，甚至相去甚遠。相反地，這場衝突將會持續，而且會一直拖下去。在西部戰線，法國北部和東部的地貌將被戰火摧殘得支離破碎，更令人無法忽視的是，它吞噬了一整個世代的年輕人，他們被派去為國王和國家、皇帝和帝國、總統和祖國、多瑙河君主（即哈布斯堡王朝）和奧地利帝國而戰。從佛蘭德斯泥濘的田野中，穿過索姆河谷一直到瑞士邊境，數百萬的英勇將士將會喪生，但是當戰爭結束後，很少人能清楚地說出他們究竟為何而戰。但除了屍體和身體殘缺的人，戰場上很快就出現了一種新的傷亡類型，這種新的傷亡激怒了將領們，也威脅了整體的士氣和戰鬥力，並引起了負責處理戰場傷亡的醫生們特別的關注。查爾斯．邁爾斯（一八七三～一九四六），是一位劍橋醫生暨心理學家，後來轉任軍醫，他對這群受害者有個著名的稱呼「彈震症」（又稱砲彈休克症症）受害者。

對於細心的觀察者來說，這種情況已經在十九和二十世紀之交的波耳戰爭（一八八〇～一八八一）和一九一二年至一九一三年的巴爾幹戰爭中預示了，甚至在一八六一年至一八六五年的美國最大

＊譯按：「終結所有戰爭的戰爭」一詞是威爾斯（H. G. Wells）對第一次世界大戰的描述，他認為只有德國軍國主義的敗北才能結束戰爭。然而，這個詞語現在主要被諷刺地使用，因為第一次世界大戰並未結束所有戰爭，反而間接導致了第二次世界大戰的爆發。

規模的流血事件，南北戰爭的倖存者中也能觀察到，戰爭結束後，許多上過戰場的人蜂擁至神經科醫生的診療室尋求協助。尤其在一九一四年和一九一五年間，因為精神疾病而適應不良的患者以一種令人難以忽視的規模和驚人的形式出現。在戰爭的最後幾年以及戰後不久，彈震症成為流行病，即使軍方高層禁止使用這個詞彙。誠如英國軍史學家邁克爾．霍華德爵士（一九二二～二〇一九）所言：「戰爭是對男子氣概的考驗」[3]——在工業化戰爭的新條件下，這場考驗似乎註定要讓許多人走向崩潰。這些出現彈震症症狀的人到底是瘋了，還是只是裝病；是真的生病了，或者只是狡猾地想要逃避他們的責任？

戰爭的頭幾個月，德國軍隊迅速推進，接著卻陷入了僵局和大規模的流血衝突中。在一九一四年十二月之前，德軍基本上消滅了英國戰前所動員的職業軍隊，隨後一大批愛國志願者迅速遞補了他們留下的空缺奔赴沙場，而德國的戰爭機器仍然無情地繼續前進。到了一九一六年，英國人發現他們不得不開始徵兵；法國人看到他們的軍隊幾乎要發生叛變（一九一七年春天，幾乎一半的法國軍隊發生了叛變）；儘管德國人和奧地利人對於在短時間內結束戰爭已不再抱有任何幻想，但他們堅定了要「堅持到底」的決心。雙方軍隊在鐵絲網的保護下，挖掘了一系列複雜的戰壕，兩方陣營都躲在戰壕裡，隔著無人地帶相互對峙，並且不定期發動自殺式攻擊，將前線向東或向西微幅推進區區幾百碼，這些用許多戰士鮮血換來的領土沒多久又會失去。這種周而復始的僵持戰在一九一七年於伊普爾附近發生的一系列可怕的戰鬥中尤為明顯，英國人稱之為帕森達勒戰役。由於這裡的地下水位過於靠近地表，無法挖掘戰壕，因此在這裡發生的攻擊行動就顯得格外殘忍。在一次戰鬥中，士兵們在傾盆大雨中爬進了由雙方發射的數千發砲彈所留下的巨大彈坑中，以尋求短暫的安全庇護。當天晚上，一個叫愛德溫．沃恩的低階軍官躺在彈坑裡仔細聆聽周圍的動靜。

在幽暗的黑夜裡，受傷士兵的呻吟和哀號聲從其他彈坑四面八方傳來，痛苦的聲音不斷地隱約傳來，並伴隨著長時間的痛苦哭泣、呻吟和絕望的尖叫聲。顯然，有幾十個受了重傷的人為了安全必須拖著身體爬進新的彈坑，但是大雨下個不停，水在他們周圍愈來愈高漲，他們已經無力移動，正等著慢慢被淹死。伴隨著那些叫喊聲，我的腦海中浮現了可怕的景象，那些傷殘的人就躺在幾碼外，相信他們的同袍會找到他們，但現在他們在漆黑的夜裡孤獨地死去，我們卻無能為力……（到了隔天早晨）傷者的哭聲明顯減弱了……當我們沿路蹣跚下行時，一切都明白了，因為雨水已經淹沒了砲彈孔的頂部。[4]

法國男性人口約有二千萬，到了一九一七年底，有一百萬法國士兵陣亡，其中有六十四萬人在戰爭爆發的頭一年半內陣亡。德國的傷亡人數更高，因為他們在兩條戰線上作戰，到一九一六年底，已有一百萬德軍陣亡。英國在一九一四年十一月前就損失了九萬士兵。在一九一六年七月一日開始的索姆河攻勢中，光是第一天就有二萬名英國士兵陣亡，四萬人受傷，他們在徒勞無功的前進過程中被德國的機槍和大砲所屠殺，在大多數情況下，他們甚至還未到達德國的戰壕就已倒下。接下來的幾天裡，許多傷兵就躺在救援無法到達的地方痛苦地死去。到了月底，英國和法國已損失了二十萬人，德國則折損了十六萬人，利用工業化生產的武器和技術進行大規模的殺戮，只讓前線推進了不到三英里。當「攻勢」於十一月十九日因泥水上漲而正式放棄時，雙方傷亡的人數都已超過了六十萬。

但造成士兵神經緊繃、精神耗竭的不僅僅是因為毫無意義的犧牲、大規模的屠殺，以及目睹嚴重傷殘和駭人的受傷景象，更糟糕的是每天的強烈恐懼感和失控感，以及無法逃脫令人難以忍受的情況所造成的壓力。當然，一直以來，官兵們都被要求要服從命令，即使高爆彈可能隨時在毫無預警下瞬間奪走性命，也要表現出超乎常人的勇氣。對戰的雙方都「必須在狹窄的戰壕或者悶熱的防空洞裡待上幾天、幾週，甚至幾個月，時時刻刻暴露在最可怕的危險之中；也就是說，來自某個看不見的發射點的高爆彈轟炸，對於這種捉摸不定的威脅，一個人無論多敏捷或多聰明都毫無用處。」[5]這就是這場消耗戰的實際現況，這場戰爭是由看似（而且往往確實）沒有良知的政治家和將軍們以高爆彈、撕裂肉體的武器（子彈、刺刀），甚至最終使用了恐怖的毒氣來進行的。

在這種情況下，許多軍官和士兵被證明不能勝任這項任務，這也許不足為奇。沒有一支軍隊能夠倖免於神經疾病的流行，這種疾病似乎正在加速襲擊部隊。對軍事準備和軍隊士氣的威脅，可能變得勢不可擋，以致軍隊無法應對。那些突然失去說話或聽覺能力的士兵會怎樣？那些自稱失明的人；那些講話結巴，或身體抽搐扭動，或走路步態奇特、不自然；不停地哭泣或尖叫，或表現出其他情緒失控症狀的人；那些聲稱四肢癱瘓的人；那些聲稱失去了所有記憶的人；那些無法入睡，或者在睡覺時不斷被極度可怕的噩夢驚醒，使他們無法休息並時時刻刻處於精神崩潰邊緣的人。換句話說，士兵們突然出現如此嚴重的身體症狀，是否意味著派遣士兵們上戰場的想法顯然極其荒謬？

對於許多高階將領來說，答案是如此顯而易見：這些人是沒有男子氣概的懦夫和裝病的人，試圖逃避他們的愛國責任。軍隊應該給予這些士兵機會，讓他們可以選擇放棄「佯裝的」疾病，或是選擇被槍斃。雖然確實有少數人遭到後者的命運，但是命令行刑隊去殺死不僅僅是十幾或二十幾，而是成千上萬的同袍時，這樣的數量即使對將軍們來說，也可能太多了（如果將軍們都覺得這種情況太過嚴重，那麼對於後方的平民來說，這種情況無疑更是難以接受）。因此，軍醫被迫承擔起雙重任務：一方面要解釋到底出了什麼問題；另一方面，還必須制定出補救措施，盡可能在最短的時間內、盡最大的努力，將他們醫治過的士兵重新送回戰場，讓他們能夠繼續殺人或是被殺。「彈震症」這個術語概括了一種最初看似是對軍隊所出現的大規模崩潰現象的合理解釋。高爆彈的衝擊力如同雨點般落在部隊身上，暴露其中之人的身體會受到極嚴重的創傷。這種高空爆炸的砲彈是一種新型武器，許多人見識到它的威力，他們認為伴隨著砲彈而來的爆炸殺傷力，除了會對暴露其中的人造成嚴重的軀體創傷外，或許還會造成另一種看不見的傷害，即使最初在外表上看起來毫髮無傷的人也是如此。他們的神經系統已遭受細微甚至無法直接觀察到的損傷：脊髓的撕裂，或者大腦血管的微出血和微穿刺。有些人甚至推測，機關槍子彈經過所產生的風壓，對人體的破壞堪比高爆彈爆炸的殺傷力，又或者這些問題是高爆彈爆炸所釋放的毒氣造成的。簡言之，當時人們認為正是這些真實存在，但無法察覺的身體傷害，造成了士兵們的症狀。

這些理論具有明顯的優勢，因為它們提供了一種醫生們所偏好的軀體病因論解釋，但是，考量到那些假定的創傷並無法透過診斷的過程證明是否真實存在，那麼這些理論也同樣存在明顯的缺點，也就是鼓勵更多的裝病者模仿能夠引起診斷的行為，讓愈來愈多的士兵產生類似的症狀且真假難辨，這對整個軍事體系來說可能是一場毀滅性的大災難。此外，愈來愈多的證據使大家開始質疑這項論述的前提：首先，那些從未親臨戰場前線幾英里之內的士兵，居然也表現出彈震症的跡象；其次，身體受重傷和傷殘的士兵似乎明顯地免於彈震症的蹂躪；而戰俘們在沒有更進一步的人身危險的狀況下，竟然奇蹟般地完全沒有出現彈震症的症狀。一些神經科醫生和軍醫找到了方法來支持他們對「震動衝擊」（shock）的病理信念，認為這是他們所面對的諸多病例的真正病因。然而，更多的人認為壓力和暗示才是這種不幸的根源。

即使在這些情況下，戰前醫界對於精神疾病的定義方式，也提供了知識來源，以挽回對目前士兵症狀的生理性描述。從十九世紀後三分之一開始主導收容所醫學的退化理論，已經被沙爾科用來「解釋」歇斯底里症。許多人被這種類似彈震症的解釋所吸引。這些醫生承認，由於壕溝戰的殘酷和壓力無情地侵蝕著士兵，確實存在某種心理因素。但是，用英國著名精神病醫生查爾斯·梅西耶（一八五一～一九一九）的話來說，精神疾病並不發生在「擁有健全心智結構的人身上。它不像天花和瘧疾那樣，不分體質強弱都無差別地攻擊。精神疾病主要發生在那些心智結構本來就有缺陷的人身上，他們的缺陷會表現在缺乏自我控制和摒棄即時享樂的能力」[6]。這些退化者的身體和心智幾乎一樣都存在著缺陷——他們虛弱、恐懼、衰敗，甚至崩潰，這是完全可以預期的，與戰爭的緊急情況幾乎毫無關係；否則，就是懦弱的裝病者逃避對同袍、國王和國家的責任——這些人應該受到嚴厲的對待，而不是得到同情和養老金。

類似的觀點被許多法國和德國醫生所接受。例如，沙爾科的學生約瑟夫·巴賓斯基（現今主要以其名命名的巴賓斯基反射而聞名），他在這位威望顯赫的老人安然離世後，曾多次詆毀其導師的工作成果。巴賓斯基堅持，在沙爾科的主導下，歇斯底里症的定義太過寬鬆了。實際上，大多數病人都患有真正的神經系統疾病，這些疾病只是被誤診了。剩下的一小部分歇斯底里症患者，則遭受了他所提出的一種病症（正如前文所述）的折磨，他建議應該將此病症更名為暗示病（pithiatisme），意思是

「可以透過說服來治癒」。他辯稱，如果「說服」可以治癒這些病例，那麼引發他們症狀的正是「暗示」。但是，只有那些（心智）有缺陷的人才會屈服於暗示，因為「只有異常的人才易受暗示的影響」[7]——這是「只有退化者才會被催眠」這個觀點的變化版本。戰前，巴賓斯基的觀點在許多方面都備受爭議，但彈震症的盛行為他的論點帶來了重新評價的機會。如果這種症狀的受害者是歇斯底里症患者，就表示他們的症狀是暗示的產物，因此他們可能會被「說服」放棄這些症狀。當然，如何實現這種說服才是真正關鍵的問題。

在一八八〇到一八九〇年代，英國、美國和德國的法院見證了大量因工作場所或火車事故的受害者提出索賠。除了那些明顯有身體疾病的人，還有一些人表現出創傷後精神官能症的症狀，這引發了兩派人士激烈的爭議，一派主張「鐵路脊柱」（railway spine）*等疾病是真實的身體創傷所導致，但這種創傷實在難以察覺，當時的儀器根本檢測不到；而另一派則將這些症狀視為「歇斯底里症」的詐病形式，並將這些現象歸咎於順從醫生的暗示和受金錢補償的誘惑所造成的。這樣的爭論在俾斯麥政權統治下的德國尤為激烈，一八八四年立法通過給予鐵路和工業事故受害者養老金，在一八八九年擴大到涵蓋精神和神經衰弱的情形。批評人士指責，「養老金精神官能症」（pension neurosis）和保險詐欺的氾濫，就是這項立法所創造的金錢誘因所導致的直接結果。如果沒有養老金，就不會有病態和致病的妄想和慾望，也就不會有精神官能症。如果這些病症只是「單純的歇斯底里症」，那麼工作就會成為他們的選項，而不是依賴養老金無所事事度日，正如保羅．勒納（一九六六～）所主張的，這種立場創造了一種「獨特的德國」推動力，將歇斯底里症「從其與女性的專有關聯中」剝離出來。8

德國神經科醫生赫爾曼．奧本海姆（一八五八～一九一九）一直是相反主張的最有力支持者，他認為這些痛苦是真正的生理性軀體創傷的症狀。當他遇到戰爭中的第一批精神病患者時，他仍然忠於自己的信念。但現在他的主張不僅被認為在經濟上代價昂貴，也會對戰爭的努力構成威脅，因此被視為是一種不愛國的論點。一九一六年九月，德國精神科醫生匆忙趕赴慕尼黑參加一個會議，奧本海姆

＊譯按：鐵路脊柱是十九世紀對鐵路事故中乘客創傷後症狀的診斷。英國醫生約翰．埃里克．埃里克森（John Eric Erichsen）的經典著作《關於鐵路和其他神經系統損傷》對這種情況進行了首次全面的醫學研究。因此，鐵路脊柱通常被稱為埃里克森病。鐵路碰撞在十九世紀初時常發生。導致問題嚴重化的是鐵路車廂脆弱的木造結構，對乘客沒有任何保護。很快，一群人開始站出來，聲稱他們在火車事故中受傷，但沒有明顯的受傷證據。鐵路公司便以虛假為由拒絕了這些說法。由「鐵路脊柱」引起的症狀在十九世紀後期引起了激烈的爭論，特別是在一八八六年維也納的（奧地利）帝國醫師協會會議上。德國重要的神經科醫生赫爾曼．奧本海姆聲稱所有鐵路脊柱症狀是由於脊柱或大腦的生理損傷，而法國和英國的學者，特別是沙爾科堅持認為某些症狀可能是由歇斯底里症引起的。埃里克森觀察到，最有可能在鐵路事故中受傷的是那些背對加速度坐著的人。這與在揮鞭傷中發現的損傷機制相同。另外與汽車事故一樣，鐵路和飛機事故現在已知會導致創傷後壓力症候群（PTSD）和除了身體創傷之外的其他身心症狀。

在會上照例受到羞辱，他的主張被駁斥，他作為專業人士的權威也被剝奪。正如他的早期學說提出了所謂創傷性精神官能症（traumatic neurosis），被指控助長了「數以千計懶於工作的人，造成社會沉重的負擔……事故性歇斯底里症，它的流行可能是由於奧本海姆引入了一個令人難以理解且無法掌控的概念——創傷性精神官能症所導致的」。因此，如同一位德國精神科醫生所指出的，若在戰時重複這個錯誤，將會「人為地創造出一場戰爭精神官能症的流行」。9

從此以後，德國方面再也沒有任何重要人士反對「彈震症」就是男性歇斯底里症的觀點，認為這只是士兵為了逃避地獄般的危險而選擇生病的方式。例如，卡爾・邦霍費爾在凡爾登戰役之後，曾治療過雙方陣營的士兵。這足以讓他相信

這種歇斯底里的反應是人或多或少有意識地希望自我保護的結果。直接從戰爭前線進入醫療站的德國人和法國戰俘之間的行為存在著驚人的差異性。在德國人中，那些熟悉的歇斯底里反應頻繁出現，而在來自同樣前線環境的法國戰俘中，則看不到歇斯底里症的跡象。對於法國戰俘來說，威脅生命的危險已經消失了。「我的戰爭結束了」（Ma guerre est fini）是他們常用的說法。因此，再也沒有任何理由讓某種疾病繼續發展下去。

難怪許多德國精神科醫生稱彈震症為砲彈精神官能症（Shreckneurose）或是「驚恐精神官能症」（terror neurosis）。10

如果法國人和德國人都一致認同彈震症是男性歇斯底里症的大流行，許多英國醫生也開始從心理學的角度來看待彈震症。難以忍受的緊張、害怕、厭惡、悲傷、恐懼、一連串強烈的情緒和駭人的經歷，被認為可能是「逃入疾病」（flight into illness）的可能原因。用一個不合時宜的術語來說，他們意識到無論是軍官或士兵都陷入了雙重困境，因為他們強烈的自我保護動力機制找不到明顯的發洩出口。逃跑會被視為逃兵而被槍決，而且逃跑對許多人來說是一種非常懦弱、「缺乏男子氣概」的行為，但是留下來則意味著每天要面對更多的創傷，唯一可能獲得解脫的方式似乎就是一死了之。因此，無法適應的身心症狀就逐步發展出來：緘默症、歇斯底里性失明、無法控制的顫抖、癱瘓、睡眠障礙和步態障礙、定向障礙和心悸，這就是當時所謂的士兵之心（soldier's heart）。現在，無法履行職責的症狀似乎也有了一個「生理性」原因。

值得關注的是，許多引發男性歇斯底里症流行的心理機制，可以從佛洛伊德及其追隨者所發展的歇斯底里症和精神官能症的精神分析理論角度來理解。患者的創傷記憶發生作用；試圖壓抑記憶或情緒，將精神衝突轉化為身體症狀；夢的重要性；發洩（abreaction）和宣洩（catharsis）的價值；以及歇斯底里症這個概念可以用心理學術語來理解和詮釋的觀念：這些都是佛洛伊德的理論體系的重要要素，它們都被納入了對彈震症的理解，並在某種程度上被納入其治療當中。可以肯定的是，依循心理治療原則的治療干預主要（並且出於顯而易見的原因）侷限於軍官階層，巧合的是，他們罹患彈震症的比例是士兵的四到五倍。由於佛洛伊德關於童年和性對歇斯底里症的病因學主張，被認為與彈震症病例毫無關聯，因此學者們開始採用修正的精神分析模式讓整個理論變得更容易被接受，畢竟在英王愛德華時期，這兩個因素一直是他的理論中讓大多數醫生感到最不舒服的部分。當然，正如美國歷史學家珍妮特·奧本海姆（一九四八～一九九四）犀利地指出：「事實上，佛洛伊德的理論首次在英國得到重大應用時，他的最重要理論核心已經被徹底摘除了，毫無疑問，這種做法讓佛洛伊德的思想更容易被多疑而隨時準備斷然拒絕『條頓式的知識』*的英國佬所接受。」[11]

如果那個曾暗示它們之間相關性的更大理論框架，已經被閹割（這裡用了一個稍微不同的外科隱喻），那麼在這種被削弱的狀態下，佛洛伊德對於夢境、創傷和心理衝突的強調，無疑地隨著戰爭持續進行，吸引了許多醫生的注意。一九一七年，加拿大精神科醫生約翰·T·麥柯迪（一八八六～一九四七）探視在英格蘭接受治療的士兵，他遇到了一位年輕的英國中尉，這位中尉自戰爭開始的幾個月以來一直在前線英勇作戰。不斷且日趨嚴重的噩夢和失眠導致他在三月時精神崩潰。日復一日，他夢見「他回到索姆河前線，遭到無情的砲擊。砲彈離他愈來愈近，最後一顆砲彈正好就落在他頭頂上，他每回都從驚恐的尖叫聲中醒來」。在其他情況下，「當他睡著的時候，他會有……德國人進入房間的幻覺，面對這些幻覺，也在他的內心產生了極大的恐懼。」毫無疑問，「他基本上相信自己的身體和精神狀態完全崩潰了，」甚至不敢嘗試進入醫院。[12]在蘇格蘭，劍橋大學醫生瑞弗斯治療一名被襲擊而來的砲彈炸傷的軍官，他被爆炸的碎片給掩埋了，但不知怎麼地奇蹟般活了下來，並繼續戰鬥。接著，他去尋找

> 另一位同袍時，卻發現他的身體被炸成碎片，頭和四肢與他的軀幹完全分離……從那時起，他就一直在夜裡被他那死去且殘缺不全同袍的幻覺所困擾。當他入睡時，他會做噩夢，夢見他的朋友，有時候夢見他在戰場上看到他全身血肉模糊的樣子，有時則是更為驚悚的畫面，一個四肢和五官都被麻瘋病侵蝕掉的軍官。這個殘缺不全或患有麻瘋病的軍官在夢中朝他逼近，直到病人突然驚醒，渾身冒汗、處於極度的驚駭中。[13]

＊編按：英國學界對佛洛伊德的著作抱持著不盡認同甚至否定的態度，因而認為必須針對德奧為主的整個德語知識界所發展出的各類學說抱持著謹慎小心的態度，甚至是排拒的立場。佛洛伊德出身奧地利，在其所處年代，由於普奧戰爭，奧地利已被摒除在德意志世界之外，因此此處用「條頓式的知識」以涵蓋德奧在內的德語知識學說領域。

對於其他士兵來說，他們所做的噩夢並不涉及對現實經歷的扭曲，只是不斷地重演那些曾經把他們逼到絕境的痛苦事件。夢境固然糟糕，但是揮之不去的可怕記憶往往更糟糕。當時還是一位年輕軍醫的美國傑出腦外科醫生哈威．庫欣（一八六九～一九三九），後來回憶起一位同樣年輕的「B上尉」對他說：

現在的主要問題是夢——但也不完全是夢，有時候就在進行一般對話時，我用刺刀刺傷的一個德國佬的臉，突然清晰地出現在我眼前，或者我看到一個男人的頭顱被我們的一個年輕士兵，用波洛刀（bolo knife）從後頸處砍下，在屍體倒下之前腥紅的血液向高空噴灑。還有那些可怕的氣味！你知道，我現在幾乎無法看著桌上的肉。[14]

死亡無所不在。威廉．賴希回憶起「鐵絲網圍欄上掛滿了屍塊」。戰場上屍橫遍野。為避免看到他們又黑又腫的臉，用沙子和石灰把他們覆蓋起來，或者將帳篷半蓋在他們身上，但有什麼用呢？死掉的人實在是太多了。隨處用鏟子一挖，都會鏟到埋在地下的東西。所有原本應該被埋藏在墳墓裡的祕密，現在都一一暴露在比最瘋狂的夢境還要可怕的荒誕景象之中。頭髮猶如秋天樹上腐爛的樹葉，從頭骨上掉落下來。有些屍體甚至腐爛成像綠色的魚肉一樣的東西，在夜裡透過破爛的軍服閃閃發光。[15]

還有更糟糕的經歷等待著這些可憐的靈魂。兩個敵對陣營在一九一五年都使用了有毒氣體——氯氣和更具破壞性的光氣（又稱碳氧二氯），到一九一八年使用綠色的「芥子毒氣」（mustard gas）——導致了更可怕駭人的死亡場景。那些來得及戴上粗糙防毒面具的人被迫看著那些沒有那麼幸運的同袍們所受到的可怕傷害：肺部充滿液體導致緩慢的窒息；當他們的內臟器官因為腐蝕而變成了黏液並塌陷時，水和血從受害者口中流出；喉嚨、肺和眼睛起泡、燒焦，導致緩慢而痛苦的死亡，「白色的眼睛扭動著」，「血液……從被泡沫腐蝕的肺裡咕噥著流出。」[16]瑞弗斯曾治療過從前線被送到蘇格蘭克雷格洛克哈特的彈震症軍官，他鼓勵他們談論自己過去的創傷，以尋求一種宣洩。但有一個特別的案例讓他所有的努力都付諸流水。這個年輕人

被一枚砲彈的爆炸威力炸飛，臉部撞上了一個已經死了好幾天的德國士兵腹部，他的撞擊力使那具腫脹的屍體瞬間爆裂開來。在他失去知覺之前，這位病人已清楚地意識到自己所面臨的處境，並知道那充滿他口中並產生最可怕味覺和氣味的物質，是來自一個敵人腐爛的內臟。[17]

難怪，每當這個病人被要求進食時，總是作嘔。

一九一八年，美國藝術家約翰・辛格・薩金特（一八五六～一九二五）在被派往前線描繪英美軍隊合作的景象後，他創作出了一幅巨大畫作《毒氣》。畫作的內容取材自他在阿拉斯附近一個急救站，看到了一名勤務兵正領著一排被芥子氣弄瞎眼睛的士兵前進。除了對未受保護者造成毀滅性傷害的直接影響外，毒氣襲擊還對倖存者造成了深刻的心理創傷。薩金特的畫作採用了橫飾帶*（*frieze*）的傳統風格，這在一定程度上淡化了這些場景的恐怖感，而這些恐怖景象則在威爾弗雷德・歐文（一八九三～一九一八）一九一七年的詩作《為國捐軀》中，被更加生動地捕捉到，也更令人難忘。

毒氣！毒氣！快，孩子們！在極度的混亂中，及時戴上笨重的頭盔，但仍有人尖聲喊叫，跌跌撞撞，像一個在火海或石灰堆中掙扎的人。
透過朦朧的窗格和濃重的綠光，猶如置身在綠色的海洋下，我看著他淹沒在這片綠色大海中。
在我所有的夢中，在我無助的凝視下，他撲向我，口吐白沫、窒息、溺斃。
如果在一些令人窒息的夢裡，你也能跟在我們將他扔進的馬車後面。看著他的臉因為痛苦而扭曲，眼睛翻白、臉垂垮，就像一個厭惡了罪惡的惡魔；如果你能在每次顛簸時聽到血液從被泡沫腐蝕的肺部裡咳出，骯髒得如同癌症、苦澀得如同噁心的反芻食物、像無辜的舌頭上長著無法治癒的潰瘍。我的朋友，你不會再如此激昂熱情地告訴那些渴望絕望榮耀的孩子們，那句古老的謊言：為祖國捐軀，何其美好且令人嚮往。

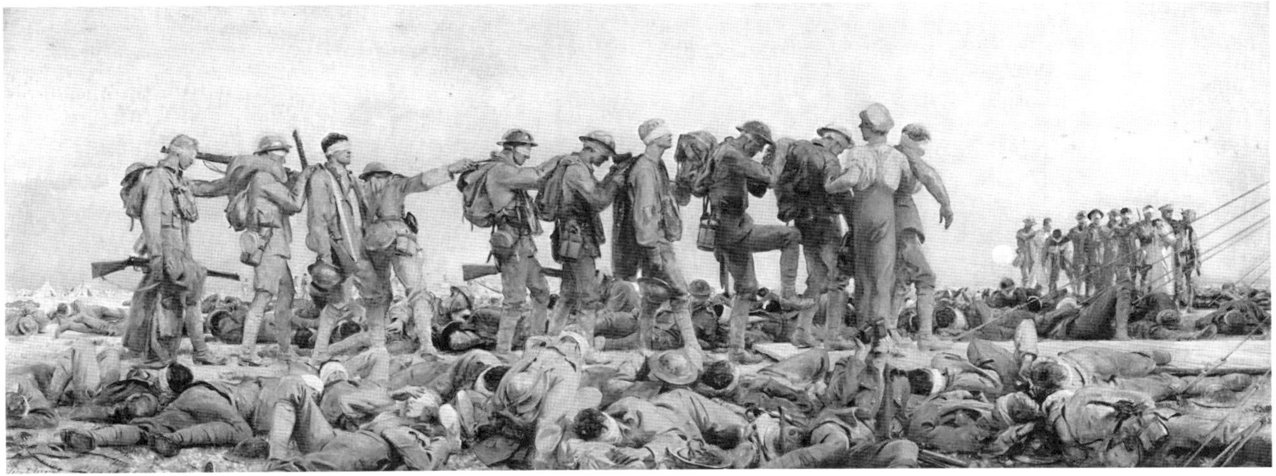

圖 18 美國藝術家約翰・辛格・薩金特所繪製的一幅巨大帆布畫（71.2 英尺 ×20 英尺），目前懸掛在倫敦帝國戰爭博物館。（帝國戰爭博物館）

＊編按：這種藝術風格通常會使畫面看起來更平面，並強調畫面中的連續性。

美國精神科醫生湯瑪斯·薩蒙（一八七六～一九二七）是另一位當代觀察家，他注意到病人的歇斯底里症狀與他們特定的戰爭經歷之間有著密切的對應關係：「因此，一個用刺刀刺向敵人臉部的士兵，他的面部肌肉會出現歇斯底里的痙攣；用刺刀刺向敵人腹部的士兵會出現腹部收縮；看到特別可怕的景象會出現歇斯底里性失明；那些無法忍受傷者哭聲的士兵會出現歇斯底里性失聰，而參與葬禮的士兵會出現健忘症。」[18]當然，現實從來沒有這麼簡單，但對於那些建立這種連結的人來說，彈震症的心理根源太明顯、太強烈了，不容忽視。

儘管如此，這些詮釋男性歇斯底里症流行的精神分析理論已經有所調整，但這種觀點在當時仍然只是少數人的選擇，就像只有相對少數的彈震症受害者得到了同情的關注、談話治療和催眠治療一樣。但是，由於這些人都是軍官，甚至有些是重要的戰爭詩人，他們對戰壕的描繪持續縈繞在當代人的想像中，令人難以忘懷，如英國詩人威爾弗雷德·歐文和齊格弗里德·薩松（一八八六～一九六七），因此，連同治療他們的醫生，例如：瑞弗斯、布羅克等人，都受到了過多的關注。它們甚至以虛構和電影的形式出現，例如，在派特·巴克（一九四三～）的《復活》三部曲中，以及根據小說改編的電影《再生》（在美國發行時，名為《前線後方》）。

因為對於像歐文或薩松這樣的人的治療是相對人道的（儘管最終目的仍然是讓他們回到殺戮戰場，諷刺的是，歐文在第一次世界大戰正式結束的前一週就戰死了*）。而且，由於許多「其他階級」的士兵接受的治療與此存在著鮮明的對比，這很容易讓人認為，接受彈震症的心因性起源，與一種更理解病人感受，也更「仁慈」的治療之間存在關聯。這樣的連結看似很容易理解，但實際上是錯的。無論審視這場致命戰爭的哪一方，更常見的連結是將彈震症與戰前的歇斯底里症概念相提並論，並對患者施加痛苦的、幾乎是虐待狂般的治療。

也許這不足為奇，也並不會令人感到太意外。畢竟，不論有多少人堅持這些症狀是無意識的產物，歇斯底里症「完全是心理問題」的想法，引發了對於將軍們認為這一切都是偽裝和意志薄弱的信念的各種令人不安的迴響。彈震症和懦弱之間的界線似乎仍然是模糊不清的，許多治療歇斯底里症士兵的醫生與他們的軍事長官一樣，都傾向於將兩者混為一談，只是程度略輕一些。就他們所知，「歇斯底里性」癱瘓和裝病者的假癱瘓，都無法在任何真實的神經系統疾病中找到根據，二者都反映了意志力的衰退。由於軍醫面臨著將盡可能多的病人送回前線的巨大壓力，以及官方幾乎毫不關注這些被送上前線的砲灰們的長期心理狀態，因此，醫生們幾乎都難以抗拒誘惑，採用專制，甚至是殘酷的治療方式。

有些人則進行了催眠實驗，特別是由魅力超凡的德國神經科醫生馬克斯・諾恩（一八六一～一

---

*譯按：當他死訊的電報送到他母親手中時，教堂正敲響著慶祝第一次世界大戰結束的鐘聲。

九五九）所進行的，他治療了一些德國士兵，但很少有人能複製他所聲稱的驚人結果。相反地，直接設法加強意志力並誘導士兵放棄其症狀是更為普遍的做法。法國、德國、奧地利和英國等國，不約而同的都對軍事人力所面臨的災難性威脅做出了回應，採用了混合的「有意識的暗示」（conscious suggestion）並透過電療法來強化。這些不同的治療方法出現明顯的重疊性。在德國，一位名叫弗里茨・考夫曼（一八七五～一九四一）的人發明了一種新療法，很快就以其名稱為「考夫曼療法」（Kaufmann cure）[19]，即在大聲喝斥的命令的伴隨下，透過結合電擊和強制性軍事操練的方法，迫使士兵屈服。對於士兵那明顯已經癱瘓的四肢予以強烈而痛苦的反覆電擊刺激，每次持續數分鐘，每回都持續數小時，直到病人終於屈服，歇斯底里性的癱瘓自行消失為止。在奧地利軍隊中，在維也納大學精神病學教授朱利葉斯・瓦格納・姚萊格（一八五七～一九四〇）的監督下，科茲洛夫斯基博士對男性的口腔和睪丸施加了強大的電擊，還強迫其他有彈震症症狀的士兵，近距離觀看他們即將接受的「治療」。

英國人可能（而且確實）譴責過這些毫無人性的治療手法，並將其視為德國人墮落的進一步證據，但這些指責只是一種非典型的偽善表現而已，因為他們與其法國盟友都對自己的士兵使用了幾乎完全相同的治療手段。巴賓斯基從一開始就堅稱彈震症只是歇斯底里症暗示的產物，用馬克・魯德布希的話來說，巴賓斯基主張「對歇斯底里患者的心理防禦進行直接和系統性的攻擊」。[20]其他的法國神經科醫生迅速採納他的建議並付諸實行。在盧瓦爾河河畔，法國神經科醫生克洛維斯·文森特（一八七九～一九四七）設立了他的再教育營。在這裡，他使用了「魚雷攻擊」（torpillage），這是一種特別設計的電極設備，它可以對病人的身體發送一種令人生畏的劇烈伽凡尼電流，以「鼓勵」癱瘓的病患移動肢體，並伴隨著其他刻意設計來威嚇病人的技術。文森特也加入了個人特質的力量，並在治療過程中，展現出絕不輕易妥協的行事風格，只要他認為病患有必要克服「虛弱的自我控制力和意志力」，那麼這種單一的治療方法就將繼續使用下去。借用他那位熱衷於此道的門徒安德列·吉勒的話來說：「這些聲音、手臂或腿部的虛假無能，實際上只是意志的無能；醫生的工作就是代替他們行使意志。」*[21]治療必須迅速且無情。

路易斯·耶蘭德（一八八四～一九五四）是一位在英國倫敦皇后廣場的國立神經專科醫院執業的年輕加拿大醫生，他和他的同事電生理學家愛德格·阿德里安（一八八九～一九七七）（後來獲得諾貝爾獎）完全同意：彈震症的產生是「由於自我暗示作用於因恐懼和情緒緊張而變得虛弱的心智，而這種自我暗示變得如此強烈，以至於病人抵制所有試圖動搖其根深柢固信念的嘗試。」因此，在治療的過程中，醫生「不會問他是否能夠舉起癱瘓的手臂；相反地，他被命令舉起手臂，並被告知只要他

---

*譯按：換言之，醫生需要代替病人去堅持治療，直到他們的症狀消失。

嘗試，就絕對能夠做到。迅速和權威的態度是再教育過程中的主要因素。」同樣的逼迫與威脅在此再次出現，如果一個簡潔的權威性命令不足以令癱瘓的士兵有所改善，另一種備用手段已經就緒。一個失語的士兵被帶進一個黑暗的房間，綁在椅子上，並被告知他必須開口說話，但只有一陣寂靜無聲。此時，他的嘴會被壓舌板撐開，強烈的電流施加在他的咽喉上。痛苦如此劇烈，以至於士兵弓縮著背退坐在椅子上，把電極板從電池上扯了下來。電極板再次被放置在他的喉嚨上，並強制命令他說話。經歷了一個小時的折磨後，他終於發出了一聲沉悶的「啊」。耶蘭德告知士兵，他可以也將能夠說話，而且在他開口說話之前，自己絕不會離開。幾個小時過去了。那人開始結結巴巴地哭起來。但這還不夠！耶蘭德施加更多、更強的「法拉第電擊」。最終，士兵開口說話了。惟有當他對著耶蘭德的治療說「謝謝」時，他才被允許離開。[22]

對於一些女權主義的理論家來說，軍隊所展現出來的被動與無力，在生理和社會意義上，軍人都受到了嚴格的要求與限制，他們欠缺自主權，他們的角色受到男子氣概的意識形態和崇尚陽剛氣質所禁錮，這些嚴苛的限制與他們將痛苦轉化為身體症狀的假設性關聯，與維多利亞時代中上階層女士所遭受的角色監禁壓力相似，因此士兵的歇斯底里症狀可以與她們的症狀直接相比。女權歷史學家伊蓮・肖華特甚至提出了更進一步的類比，她將對彈震症患者所施加的殘暴「治療」，與布魯德內爾・卡特、貝克・布朗或羅伯特・巴蒂對女性歇斯底里症患者的虐待狂般的反應進行類比。這些相似之處在某些層面上確實引人深思，儘管容易被誇大。例如，有些人可能想知道，戰壕的悲慘和殘酷對一個人身體完整性的直接和持續的威脅，實際上，這對一個人的生命存在也構成了威脅，與維多利亞時期一群生活在鍍金籠子內的特權階級女性進行比較，有多少合理性——儘管事實證明她們的存在很大程度上是空虛的並由男性主宰。然而，更值得嚴肅思考的是，這種類比是建立在這樣一種觀念之上：歇斯底里症是屬於女性上層階級特有的病症。這種說法可能會令沙爾科的大批工人階級歇斯底里症患者，無論男女都感到驚訝與無法接受，更不用說沙爾科這位偉大人物本人了。然而，如果有人曾懷疑過男性是否會得歇斯底里症，那麼只要他們親眼看到返鄉的彈震症受害者，這種偏見就會徹底被打破。

這並不是說特殊的退伍軍人普遍受到人民熱烈的歡迎。戰勝的英國政府盡可能地拒絕兌現承諾，對於那些被戰爭慘烈畫面糾纏的心靈受創之人，政府既沒有為他們提供任何養老金，更不用說全力提供他們治療了。奧匈帝國則是戰敗國，處於四分五裂的混亂局面中，就像在戰後苦苦掙扎的德國處境一樣，這些可憐人不斷地提醒大家，這是一場付出極慘痛代價的失敗，並對搖搖欲墜的國家財政造成了無法承受的負擔。正如馬克・魯德布希所指出的，法國人將罹患彈震症的士兵視為一種令人尷尬的存在，或者更糟糕的說法是，認為他們對國家的健康和男子氣概構成威脅。因此，他們得不到退休養老金，他們對國家的忠誠和貢獻也得不到官方的認可或表彰。惟有在美國，也許是因為美國很晚才參戰，因此傷亡人數較少，又或許是因為美國退伍軍人協會的遊說努力，這些彈震症退伍軍人最終被接受為飽受戰爭創傷的英雄，值得受到國家與人民的認可和感謝。但是，從內戰以來，美國一直把退伍軍人視為唯一值得受到國家福利保護的群體，如：提供公費醫療、殘疾人士撫卹金、提供公費讓退伍軍人接受教育等等。

至於他們的醫生下場如何呢？按照慣例，戰勝國一方的醫生逃脫了所有的譴責安全下莊。簡言之，戰敗國的醫生就有可能會被追究責任。軍隊和士兵的家人對醫生們曾經採取的治療方法深惡痛絕，在停戰後，席捲整個德國的短暫革命熱潮中，神經科醫生被趕出辦公室，而且私下出現了威脅的言論要對這群醫生進行報復。但在威瑪共和國重建社會秩序後，這種抱怨很快就消失了，舊有的階級制度也重新確立了自己的地位。在戰後被瓜分的奧匈帝國裡，瓦格納·姚萊格發現自己因戰爭罪而受審，他當年對士兵的折磨細節被公開展示，只是專業的團結再一次打敗證據，最終法庭對他的所有指控都作出了無罪判決。（瓦格納·姚萊格因引入瘧疾療法治療精神病患者的全身癱瘓症〔General Paralysis of the Insane，又稱三期梅毒〕，在一九二七年獲得諾貝爾獎。）而且，隨著彈震症從公眾視野中消失，那些曾試圖治療該症的醫生基本上已失去了興趣，並回到他們在和平時期的追求。男性歇斯底里症的流行不復再見。

第九章　歇斯底里之死

疾病消失了。有時，當公共衛生運動成功地消除了所有現有的疾病傳播時，它們就絕跡了，特別是導致這種疾病的病原體需要一個人類宿主和病媒才能生存時。天花就是個很好的例子，最後一個病例紀錄是在一九七七年，世界衛生組織於一九八〇年五月宣布了天花的終結。唯一讓我們擔心這種曾經大規模致人毀容和死亡的疾病可能再次出現的理由，是病毒仍存活在生物戰爭的實驗室中。也許，小兒麻痺症很快也會接著消失，因為與一九八八年報告的一千萬個病例相比，目前該疾病每年僅有幾百個新病例。偶爾，一種醫學上靈丹妙藥的發現，會使一種可怕的疾病退出歷史舞臺。在二十世紀初，紐約州精神病院大約有百分之十五到百分之二十的男性住院病人受到全身麻痺的折磨。在疾病早期階段，只有透過一些細微的跡象才能看出這種麻痺紊亂的特徵，除非受過專業訓練，否則容易忽視這些跡象，例如：輕微的步態不穩和語言表達障礙，瞳孔對光的反應不同步等等。但是，隨著病程的進展，神經系統疾病的災難將伴隨著愈來愈誇張的精神病症狀——對於強大的性能力、體力、財富和社會權力的妄想，在逐漸癱瘓和衰敗的身體裡可悲地共存著——直到心智嚴重衰退、言行荒誕無稽並迎來可怕的結局，也就是肉體腐爛消失，褥瘡化膿，精神黑暗降臨，肌肉衰竭，最終死亡（常常是因為被自己的嘔吐物噎住窒息而死）。在發現這些問題的根源是梅毒三期造成的破壞之後，幾十年後，青黴素和其他抗生素的引入使得這種可怕的病狀變得無關緊要甚至不值得討論。再也沒有人因罹患此症而陷入癱瘓了。

然而，更多時候，疾病消失的原因是醫學潮流的變遷，對疾病的理解發生了改變，以及過去用來分類疾病生物學特性及其病理的方法已經被新的分類方式所取代。那些曾經每個醫生都熟悉的水腫和回歸熱如今何在？曾在十九世紀的醫學中，占據重要地位並經常引起擔憂或關注的萎黃病（chlorosis）、機能亢進和虛弱症又在哪裡呢？這些疾病有的是徹底消失，或者被重新概念化了。更具體地說，就我們目前的討論主題而言，那些曾經群集在神經醫師候診室裡的歇斯底里症患者，癱瘓和抽搐、恐懼和幻覺、失憶和夢遊、半身感覺喪失（Hemianesthesia）和充滿戲劇性的動作、無法解釋的失聲和失明、情緒混亂和昏厥，以及那些在十九世紀初到末期如此常見的圓弧狀肌肉收縮姿勢，都跑到哪裡去了？那些曾經如此顯眼的歇斯底里病患，許多是女性，現在又在哪裡呢？

所有這些現象似乎都消散於無形之中。新克雷佩林（一八五六～一九二六，德國精神醫學家，建立精神疾病分類學）學派這個現代精神病學主流思潮的新聖經，也就是美國精神醫學學會所出版的

《精神疾病診斷與統計手冊》第四版*，在其廣泛且不斷擴大的可能病理類型中，手冊中任何篇章都找不到歇斯底里的名稱。這種疾病曾經是門診神經－精神醫學的主要內容，也曾是佛洛伊德精神分析理論和實踐的靈感泉源。這個版本的診斷手冊將近九百頁，且還在繼續增訂中，記載了數百種精神疾病，然而，歇斯底里症卻不再有其一席之地。當然，這個詞仍存在於日常語言中，經常被用作戲謔性的嘲諷貶低之詞，針對那些當眾出現情緒極端不穩定行為的女性，或者被用來描述某些被認為是集體的騷亂行為，被引用為集體歇斯底里。但是臨床醫生的報告指出，這種病症本身已經逐漸被遺忘。他們再也沒有歇斯底里症患者可以在大型會診中展示，為他們的實習醫生提供娛樂和啟發。那個在上個世紀末困擾人們想像力的疾病，那個歇斯底里症女性奇觀（很快，就有大量男性精神病患者，他們是「終結所有戰爭的戰爭」的受害者，也加入了這個行列），顯然已經消失了。用一位最著名的現代歷史學家艾蒂安·特里拉的話來說：「歇斯底里已死，這是公認的。」（L' hystirie est morte, c'est entu.）[1]

歇斯底里的消逝（果真如此的話）無疑是一個緩慢的過程。誠如美國史學家卡羅爾·史密斯－羅森柏格（一九三六～）所言，精神分析學派是「歇斯底里症女性的孩子」[2]，父母和孩子之間相互支

*編按：本手冊已經於二〇一三年出版了第五版。

持，直到精神分析理論崩潰，這幾乎同時預示了其歇斯底里母體的終結（儘管歇斯底里症實際上早已顯示出嚴重衰退的跡象，而精神分析也長期忽視了那個促其誕生的疾病）。

佛洛伊德基於自己的歇斯底里崩潰經驗，以及在一八九〇年代曾治療少數歇斯底里女性患者的治療經驗，將精神分析學的理論基礎與臨床實踐方法結合起來。但是，當他發展出了自己的分析技巧，並建構了將心理衝突轉化為生理症狀的基本模型後，他似乎很快就對歇斯底里這個主題失去了興趣。隨著他的思想體系愈發複雜，他的關注焦點也轉向思考文明及其缺憾所帶來的重大問題，歇斯底里症很快就失去了其最初地位，不再是他的研究重心。佛洛伊德的門生和追隨者在這方面，就像在其他所有議題一樣，都追隨他們導師的引導，把他們的注意力轉移到其他方面。不過可以肯定的是，那些前來尋求重塑心理狀態的歇斯底里患者很少被醫生拒於門外，畢竟他們能帶來可觀的利益。但這樣的患者出現的頻率似乎愈來愈低。如果說精神分析師正在放棄歇斯底里症患者，那麼歇斯底里症患者似乎也在成群結隊地離開精神分析的躺椅。

事實證明，大多數歇斯底里症患者並不想被告知他們的疾病完全是自己的心理造成的。作為一種神祕地模仿各種神經系統疾病，卻完全沒有任何明顯器質性原因，他們堅持自己的疾病是一種真實的生理異常，對於那些提出相反意見的理論顯然並不樂見也不贊同。不僅是第一次世界大戰軍隊的總參謀部將心理問題視同為裝病和背信棄義。許多自稱為精神病理學受害者的人也抱持相同看法，並堅稱他們有權被視為真正的病患來對待。精神病學的叛徒精神科醫生湯瑪斯．薩茲等人把精神疾病看作是一種謊言和神話，這種概念貶低了病患所遭受的真實的痛苦與煎熬，而且基本上是將他們視為欺詐者。此外，精神分析的理念和機構的普及與接受過程是緩慢的、斷斷續續的和不均衡的。出於民族主義的原因，法國一直拒絕接受任何形式的精神分析理論。直到一九六〇年代由雅各．拉岡（一九〇一～一九八一）提出的法國化精神分析理論，法國人才開始接觸這些被視為條頓和閃族*的心理治療理論。在德語世界，納粹的崛起很快就終結了佛洛伊德被視為「墮落的」猶太思想。在英國，由於其兼容並蓄的精神醫學專業，以及厭惡沉溺於「病態的」內省，佛洛伊德的思想基本上只是少數人的喜好，主要局限於閒聊階層，即使後來佛洛伊德和女兒安娜．佛洛伊德被迫流亡到倫敦時也是如此。不過，可以肯定的是，精神分析的思想在英國創造了一個以倫敦塔維斯托克診所為中心的小型訓練機構，成為日後英國培養精神分析人才的灘頭堡。但是，愛德華．馬波瑟（一八八一～一九四〇）和精神病學研究院成員共同密謀，斷絕精神分析師透過與倫敦大學建立某種學術聯繫，以取得學術聲望的門路。而且，英國人情感保守的傳統使得大多數富裕的病人對於精神分析治療望而卻步。說來諷刺，

---

*編按：條頓人可視為古日耳曼人的一個分支，如前注此處用來泛指使用德語的德奧。而閃族被希伯來人用來指稱與其種族相近之人，也被用來代指猶太人。此處應與佛洛伊德出身奧地利的猶太家庭相關。

精神分析只有在美國才真正蓬勃發展起來。儘管佛洛伊德對美國文化不屑一顧，但精神分析在希特勒和裕仁天皇發動二戰之前的那些年裡，以及戰後的四分之一世紀時間裡，還是吸引了一小群但日益增長的美國追隨者、專業人士和病人，使得佛洛伊德的教義主導了美國精神醫學菁英的意識形態。

當然，第二次世界大戰的爆發，對精神分析在美國能夠占據這種統治地位，確實發揮了重要作用。美國精神科醫生利用第一次世界大戰中罹患彈震症的士兵的深刻記憶，說服軍方允許他們對新兵進行檢查，以篩選並淘汰掉精神脆弱的士兵。他們確實執行了這項工作，結果有將近兩百萬人因精神不穩定而被拒絕入伍。但是，這麼做根本沒差。一旦接觸到現代化戰爭的恐怖，有時甚至只是想到戰場上可能發生的恐怖景象，即使是號稱「最偉大的一代」的士兵們仍然會像他們的父執輩一樣，出現大量的精神崩潰。在戰爭年代，有超過一百萬人因為神經／精神問題入院治療。在一九四四年歐洲戰區的戰鬥部隊中，每年大約每一千人中就有二百五十人入院，這樣的高比例非比尋常。「在一九四二年夏季和秋季，美軍在太平洋瓜達卡納島的重大戰役造成了嚴重傷亡，其中在需要撤離的傷患中就有百分之四十是精神病患者。」[3]戰爭剛結束不久，精神病患者人數激增的狀況也沒有出現減少的跡象。一九四五年，五萬〇六百六十二名神經／精神病患者擠滿了軍醫院的病房，到了一九四七年，除了那些被送到醫院收容的人外，還有四十七萬五千三百九十七名退伍軍人領取退伍軍人管理局發放的精神殘疾撫恤金。

這些戰時經歷對精神醫學本身產生了深刻的變革性影響。一九四〇年，精神科醫生的專業地位相對邊緣，且受到輕視，大多數的精神科醫生仍然被困在收容所的圍牆內。當時的美國精神醫學學會總共只有二千二百九十五名會員。但到了一九四五年，僅軍方就有大約二千四百名醫生被指派執行精神病治療任務。儘管其中有許多醫生在此之前都沒有這方面的相關背景，但他們迅速被灌輸了淺薄的相關知識後就很快地被派遣上場，以發揮預期的作用。儘管如此，他們還是迅速從中累積了豐富的精神殘疾治療經驗，其中許多人在戰後仍然有意願繼續留在這個領域發展。

大量原本精神健全的士兵接連崩潰，這個現象強化了壓力和精神病理之間的假定關聯性，準將威廉·梅寧格（一八九九～一九六六）傾向以精神分析治療崩潰士兵，在他的帶領下，新一波精神科醫生突擊部隊很快就接受了精神動力學的解釋，藉以詮釋和理解他們負責治療的士兵到底出了什麼問題。第二次世界大戰的退伍軍人中沒有人罹患彈震症，但「戰爭精神官能症」（war neurosis）或「戰鬥疲勞」（combat exhaustion）則在軍中迅速蔓延。醫學術語的改變並非偶然。醫生們發現在診斷時所使用的詞彙的「精神病」意涵愈少愈好，因為精神病的標籤似乎讓患者更加確信自己是個病人，這使得他們變得不太可能康復。因此，只需要輕描淡寫地聊聊患者們的精神疲乏，好儘快把他們重新趕回戰場。以直接、快速與簡化的治療模式向患者、治療人員和作戰評估小組清楚地傳達了精神病傷患無法正常工作和戰鬥都是暫時性的。相反地，如果將精神病患者運送到遠距離的醫療設施，反而會

「削弱了與作戰部隊的關係，並意味著自己是戰鬥中的失敗者，因此繼續留下扮演著病人的角色是唯一值得令人尊敬的解釋。」[4]假若給士兵一個精神病學的診斷，將使得病人採取符合疾病樣態舉動的可能性大增，這就是為什麼「戰鬥疲勞」成為首選術語的原因，這意味著過度負荷的疲累身心系統只需要短暫的休息和喘息就可以恢復。如果僅僅只是精神病標籤對於後續結果就會產生如此深遠的負面影響，那麼曠日費時的精神病治療似乎會使情況變得更糟，大大增加了永久性殘疾的可能性。雖然在第一次世界大戰期間，許多醫生曾爭論彈震症是否是男性歇斯底里症但最終形成了共識。但在下一次的全球性軍事衝突爆發時，這樣的共識反而顯得罕見了。

在應對「戰鬥疲勞」對士氣和軍事效率造成重大威脅的壓力下，在當時擬定了三種治療方案：首先是在盡可能靠近前線的地方，進行持續一兩天的短暫介入性處遇；其次是將病人轉移到離前線更遠也更正式的精神病院，那裡有幾百張病床，提供長達兩週較複雜的治療；最後則是將病人完全從戰場轉移到更接近傳統精神病院的地方，在那裡可以嘗試進行更精細的治療措施。最後這兩個治療場所僅讓一小部分的士兵恢復到可以重新投入戰場，許多病人在這些地方接受治療後成為永久性殘疾。在前線接受的治療通常只不過是熱乎乎的食物和一點鎮靜劑，以確保晚上可以睡個好覺，另外，醫生會試著引發他們內心的罪惡感，操縱士兵對部隊的團結感，以及不能讓戰友失望的自我期許：這可以說是美國版的茶與（不太多的）同情*。

在此基礎上，戰後美國精神病學決定性地朝著精神分析的方向發展，逐漸成為治療行走傷患（walking wounded）†的門診專科。一九三〇年代末，美國精神醫學學會全體成員幾乎都在精神病院工作，但到了一九五八年，這個大幅擴張的職業，只有百分之十六的人仍然留在精神病院工作。所有那些現在仰賴私人診間治療謀生的精神科醫生自然而然地遠離了精神病患者，轉而更靠近各種輕微的「精神官能症」患者。因此，我們自然得出這樣的結論：歇斯底里症將重新迎來嶄新的一天，在這個專業的理論和治療中占據更重要的地位。毫無疑問，精神分析學家現在看起來已穩坐美國精神病學專業的菁英地位，然而他們願意重新關注這個曾經催生出這項專業的疾病嗎？

但事實證明，歇斯底里是一個難以捉摸的獵物。許多患者已經紛紛逃離，這在某種程度上反映了世紀之交的神經學家J．A．奧梅羅德（一八四八～一九二五）的觀點，即這個標籤已經帶有「患者具有某種道德軟弱和症狀不真實等令人不快的意涵」。華盛頓精神分析學家保羅．喬多夫在一九五四年評論道，「歇斯底里症的轉換現象發生的頻率無疑比以前少很多」[5]；兩年後，另一位華盛頓精神

---

*譯按：茶與同情（tea and sympathy），用來形容對心煩意亂的人表現出的善意和同情身心症狀。源自於羅伯特．安德森（Robert Anderson）於一九五三年編寫同名戲劇《茶與同情》。它描寫了一個因缺乏男子氣概而在校園適應不良的男孩故事。戲中的名言是：「你應該做的就是每隔一段時間給孩子們一點茶和同情。」

†譯按：指的是在戰鬥中受傷但仍能行走的士兵。

科醫生亨利・勞克林更加強調，並斷言「這種症狀在精神病學的民間醫療實務中甚少出現」[6]。不到十年後，伊爾紮・維斯從精神分析的視角解讀了這種疾病的整個歷史，她在結束討論時抱怨「這種疾病幾乎完全消失了」。她認為，這已經成為「一種明顯罕見的疾病」——諷刺的是，根據她的描述，正是因為佛洛伊德對其動力學理解得如此透徹，而且將這套理論宣揚得很透徹，反而使得「歇斯底里症已經在主觀上變得不再有存在的價值……那些『老式』的誇張軀體表達形式已經在經驗老到的階層中變得不被信任，因此大多數醫生觀察到，現在很少出現明顯的轉化症狀，如果有的話，只會出現在沒有受過教育的社會低下階層的人身上」[7]。

「所有的歇斯底里症患者或症狀都到哪裡去了？」美國一位女性精神分析師羅伯塔・薩托問道。[8]精神科醫生艾蒂安・特里拉（一九一九～一九八八）說，它已經進入了墳墓，「連它的祕密一同埋葬了。」[9]薩托的問題很快在另一個謎團中得到了迴響：「所有的精神分析師都跑到哪兒了？」在一九七〇年，除了極少數的例外，北美所有主要的精神病學部門都由受過精神分析訓練的精神科醫生領導。十五年後，幾乎沒有一個部門還是如此。相反的，神經醫學開始當家作主。這是一個突如其來且引人注目的跌落神壇事件，這個故事背後肯定包括深刻的政治誤判因素（精神分析師錯誤解讀了轉移到新克雷佩林學派重新分類精神疾病的重要性，以及這種災難性的認知轉變，對精神分析方法的合法性地位產生重大影響），愈來愈多的人認為精神分析的治療方式根本發揮不了作用（而且，經常將真正的器質性疾病診斷為精神官能症，這樣的例子並不少見，有時還造成災難性的後果）；也許另一個最引人注目的因素是精神藥理學革命（一方面是藥物帶來的直接影響，另一方面則是這項藥物革命使得大型製藥公司投入大量資金）。這場革命對於精神病學在實務工作上的許多層面影響至深：臨床層面、認知層面、組織層面，甚至政治層面。到了一九八〇年代中期，美國精神分析培訓機構以前一直嚴格地將醫學博士以外的人，排除在精神分析訓練課程培訓的名單裡，但隨著接受過醫學訓練且報名參加精神分析訓練的人數幾乎消失了，這些培訓機構第一次歡迎非醫學專業背景的分析師加入。

不管是好是壞，我們現在生活在一個精神藥理學的時代。百憂解（Prozac）和煩寧（Valium）、托拉靈（Thorazine）和樂復得（Zoloft），以及其他一系列足以影響精神行為的藥物，每天都有數百萬人在服用，這些產品已經為製造商和銷售商創造了巨大的財富，它們的市場正在不斷擴大，消費者渴望（有時並不那麼渴望）這些產品。自一九八〇年美國精神醫學學會第三版《精神疾病診斷與統計手冊》（DSM III）發布以來，美國精神病學已經在全世界取得了霸主地位，並且在許多方面，藥物似乎已經取代了談話性治療，成為對情緒、認知和行為障礙的主要處理方式。製藥公司為這場革命挹注了龐大資金與資源，並急於創造和開發一個新興的市場，以生產更多種類的藥物，目的在於治療精神科醫生聲稱能夠識別的數百種「疾病」中的少部分。病人和他們的家人已經學會將他們的痛苦歸因於身體生化系統運作過程的異常、神經傳導物質的缺陷，和基因缺陷，並期待他們的醫生能提供神奇小藥丸，透過化學藥劑來改善生活。

精神病學的再生物化過程＊，伴隨著馬克．米卡爾詼諧地稱之為精神病學對歇斯底里症的「驅魔」的現象，這是一種系統性的努力，目的在根除佛洛伊德式的精神病學災難所遺留下來的最後一絲殘餘。精神分析學家對於描述性精神病理學的問題長期缺乏關注，導致他們忽視了美國精神醫學學會在一九七四年成立的「命名和統計工作組」，該工作組負責更新精神病學的《診斷和統計手冊》，以符合即將修訂的國際疾病分類標準。早些時候，霍華德．伯克曾提出抗議，聲稱「《精神疾病診斷與統計手冊》（DSM）推翻了長久以來對於精神官能症所建立的堅固堡壘，取而代之的是一種萊維敦式（Levittown）†診斷方法。」[10]這些抗議並未獲得重視，反而換來安撫性的言辭，並迅速將他抗議的意見予以邊緣化。一位被任命為該小組成員的精神分析學家，同樣發現他的建議經常遭到蔑視和忽視，於是辭職以示抗議。但是，他的離職只是精神分析學派在政治計算上的眾多錯誤之一。就在工作組的報告發表的幾個月前，他們之中的一些人終於明白，這份擬議的文件相當於「從精神醫學知識庫中大規模刪除了精神動力學的理論」[11]。

這結果引發了一陣抗議的聲浪。有人威脅要動員協會的會員拒絕使用新手冊。隨後雙方進行了複雜的談判。精神分析師們在過程中被徹底打敗了。他們溫順地同意了一個「妥協」：術語「精神官能症」（neurosis），不管這個詞意味著什麼，這都將是精神分析學家們的生計所在，而且這個名詞涵蓋了那些他們事業核心所在的精神疾病，包括現在很罕見的歇斯底里症；但是，這個名詞並未重新納入診斷手冊的正文中（這個舉動可能會阻礙新克雷佩林學派的目標），而是雙方達成協議，同意在新版手冊中將那些過往屬於「精神官能症」範疇的疾病，在其新名稱後面以括號標註「精神官能症」（neurotic disorder）。因此，「空有其名的『精神官能症』以及它所代表的臨床、精神動力學傳統，已經徹底被邊緣化了，淪落到相對含糊的括號之中。」沒多久，大約七年後，甚至連括號裡的內容也被刪除了。自此歇斯底里症和所有的「精神官能症」疾病已經徹底被分割得支離破碎，並從世人的視線中消失了。正如著名精神藥理學家、這場革命的發起人之一的唐納德·克萊恩後來得意洋洋地說：「關於精神官能症的爭論只是對精神分析懷舊情結的小小讓步。」[12]

人很容易就會找到過往歇斯底里症的殘餘碎片，它們隱藏在新克雷佩林學派診斷共識之外的角落和縫隙中。畢竟，《診斷和統計手冊》的各種版本跟電話本的黃頁相似之處，不僅僅是因為它們隨著

*編按：意指精神病學從過去主要依賴觀察和臨床診斷，轉變為更加依賴生物醫學和神經科學的研究方法。這個過程中，精神病學開始更多地採用藥物治療和其他生物醫學的治療方式。

†編按：萊維敦是第一個真正大規模興建的住宅社區，普遍認為是全美國戰後社區的原型。以其標準化和大規模生產的房屋而聞名。因此，這裡的比喻是指DSM將複雜且多元的精神官能症替換為一種更簡單、標準化的診斷方法。

時間的推移而變得愈來愈龐大。大衛・希利指出，一個人可能罹患的精神疾病數量，從第三版的一百八十種到第三版增修版增長到了二百九十二種，第四版出版時已經超過了四百五十種。*正如在電話簿的黃頁中，如果你足夠勤奮地查看手冊，你可以找到任何你想要的東西：在這種情況下，診斷手冊幾乎變成了一種工具，幾乎可以將所有類型的人類行為視為疾病或異常，並且可以將手冊中的疾病類別和概念病理化，並以各種創新的方式來使用。因此，「彈震症」導致了「戰鬥疲勞」這個名詞出現，進而演變成現今「創傷後壓力症候群」（PTSD）的診斷。當然，過往那典型的轉化型歇斯底里症的病例必然潛伏在新的科學分類的包裝下，比如「解離症：轉化型」，或者「戲劇型人格類型」，或許也可能是隱藏在「心因性疼痛」的名稱之下，或者在「未分化的身體型疾患」或「佯病症行為」等籠統的分類下？這意味著作為一種醫學診斷，歇斯底里症這個診斷類別已經完全消失了，原因或許在於對精神病學領域進行了根本性的重新定義，其狂熱的擁護者將這項全新的疾病分類學改革當作是科學取代迷信，而批評者則認為它更接近於重現十八世紀醫學的一個特徵——非凡且繁複的、巴洛克式的疾病分類學。

加拿大醫學歷史學家愛德華・肖特（一九四一～）對歇斯底里症的奇特演變，提出了不同的解釋。他認為，在我們的歷史上，存在著具有特定文化和特有時代特徵的心身疾病的範疇。縱觀歷史，他提出，可以從中發現歇斯底里轉化現象隨處可見：將急性情緒焦慮轉化成身體症狀的「躲進疾病尋求逃避」（flight into illness），這是受到了病人的角色可以得到的次要利益的激勵。特定的文化和社會背景以及當時盛行的醫學理論提供了一個症狀資料庫，潛意識從中選擇各種隨後表現出來的軀體化症狀：十八世紀的昏厥；十九世紀的癱瘓、步態不穩、癲癇發作，和退化為永久性神經虛弱者；二十世紀的飲食失調和慢性疲勞。「透過將某些症狀定義為不被社會認可，」他聲稱，「一個文化會強烈鼓勵患者不要發展出這類症狀，否則就冒著被視為是個『不值得同情』的裝病者的風險。因此，潛意識面臨巨大壓力，使得大家只能選擇出現那些被社會所接受的症狀。」[13]

然而，還有另一種可能性。也許歇斯底里症並未真正消失？也許沙爾科是對的，他堅稱「無論何時何地，歇斯底里症總是存在的」[14]。即使是那些堅持其真實性的人也承認它具有不穩定或易變的特性，一種類似變色龍的疾病，它可以模仿任何其他疾病的症狀，並且似乎可以根據當時的文化形塑它的表現樣貌。也許，它只是換了一種不同的偽裝外衣？它在本質上可能與沙爾科和佛洛伊德所遇到和描述的精神疾病並沒有太大的不同。

＊編按：二〇一三年公布的第五版有較大的變革，例如：以共通的現象學和病理學重組疾病的、不再使用五軸系統、重新定義一些疾病的診斷標準。因此目前第五版中收錄十九類一百五十四種疾病（不含其他特定性和非特定性的疾病）。

肖特認為，沙爾科在巴黎盛大展演的症狀，已經被一系列更為溫和且難以捉摸的症狀所取代，其中最顯著的是慢性疲勞。慢性疲勞症候群與十九世紀末的神經衰弱症有明顯的重疊，都是一種同樣主觀且難以證明的疾病。就像其他歇斯底里症患者一樣，其患者堅稱，他們的病症是一種真正的生理疾病，即使沒有像沙爾科的病人那樣具有戲劇性，例如：癲癇發作、半身癱瘓以及性慾產生的身體扭動和呻吟，仍然會表現出一系列令人印象深刻的身體症狀：喉嚨痛、記憶喪失、肌肉和頭部疼痛、失眠、全身乏力。由於害怕被貼上典型的歇斯底里症裝病者的標籤，它的受害者經常選擇那些看起來更加獨特也更明確的醫學標籤，像是：人類皰疹病毒第四型（Epstein-Barr virus）、纖維肌痛症（fibromyalgia）或者慢性疲勞症候群（myalgic encephalomyelitis，又稱肌痛性腦脊髓炎，這個病聽起來嚴肅而嚴重，除非以不幸的英文首字母縮寫「ＭＥ」表示）。然而，這一點幫助也沒有。主流醫學已經表現出懷疑態度，而廣大民眾則興高采烈地將這種疾病揶揄為「雅痞式流感」（yuppie flu）。

身心疲憊不堪的人痛苦地譴責批評他們的人，病入膏肓的人用搖晃輪椅所發出來的嘎嘎聲響來代替揮舞拳頭，指責醫生「對這類疾病的最基本事實可悲地一無所知」。他們仍然驕傲地重新投入到「與無知和惰性的長期艱苦戰鬥之中」。[15]他們堅持，無論是殺蟲劑、激素、化學物質、細菌、病毒，肯定有什麼東西導致了他們的痛苦，如果現代醫學宣稱自己無法對他們的問題提出生理性的解釋，只能建議把他們交給精神病學專業的「慈悲」治療，他們只好另覓其他方式的幫助。有些人選擇自助，或者求助於整體醫學醫生（holistic practitioner），他們樂於對患者所呈現的生理症狀，表現出更多的同情和信任，並且像十九世紀美國神經過敏症（或神經質）的支持者曾經做過的那樣，將這些病因與文明社會所帶來的危險處境聯繫起來，只不過這次是以現代環境充滿著毒素因子為幌子。其他人則尋求線上支持團體，在那裡他們可以分享自己的經歷和不滿情緒。ME患者對於他們的症狀是心身症症狀，或者「全是他們的想像」的這一說法，表現出口頭上、有時幾乎是身體上的激烈反應（此舉看來很諷刺），是一種線索，有助理解其他反應更激烈的歇斯底里症病例可能的成因或情況。這樣的病人迫切希望得到神經學診斷。這種診斷將證實他們的病症的真實性，並使他們的痛苦合理化，但是在後沙爾科時代，已經發展為專業成熟的神經科醫生對這群患者所呈現的困擾，表現出很少興趣，甚或根本沒有興趣。最可能的情況是，患者被告知只需暫時休息一段足夠長的時間，並在宣布他們身體正常之前，進行一系列的測試和儀器掃描，再建議這些棘手的病人去看精神科醫生。但這是這些病人最不想聽到的。

神經科醫生的忽視並不是新鮮事。伯納德·薩克斯在二十世紀初說出了他的許多神經科同行的心聲，將歇斯底里症斥為神經醫學事業不重要的邊緣病症：

雖然歇斯底里症和神經衰弱症的病人，以及其他同類病人的數量眾多，但他們的疾病和痛苦

> 畢竟遠不如那些飽受各種器質性脊柱損傷疾病折磨的人們，比如脊髓癆（tabes）、原發性側索硬化症（primary lateral sclerosis）等等。讓我們努力為這些真正痛苦的病人做更多的事情……不要讓我們在大家樂於稱之為心理治療的事情上浪費太多的精力。[16]

真要說的話，隨著時間的推移，愈來愈多神經科醫生對於深入處理這類病例的抗拒感只增不減。一九五〇年後，神經學教科書中對歇斯底里症和相關症狀的關注幾乎消失殆盡：「在尋找神經系統疾病的相關證據時，非器質性問題只被視為需要排除的因素。」[17]

歇斯底里症病人仍會出現在神經科候診室裡，其結果只是被那些對看診或治療毫無興趣的醫生拒之門外。在這個過程中，一種存在已久的古老疾病，一夕之間幾乎完全銷聲匿跡。歇斯底里症患者被他們尋求諮詢以證實其症狀的醫生所排斥，並被藥理學導向的精神病學定義為不存在的疾病（即使他們願意吞下自己的驕傲，並接受其不適的心理根源），他們發現自己成了現代醫學拒絕接觸的「賤民」。

然而，或許正如奧布里．路易斯爵士曾經睿智地評論：「像歇斯底里症如此頑強的古老詞彙，甚難滅絕。它的壽命往往比它的訃文還長。」[18]

名詞解釋

發洩（ABREACTION）

一種精神分析術語，意指在受控條件下，努力讓病人減輕創傷經歷，以清除其內在情緒負擔。

精神病醫生（ALIENIST）

取代早期英文術語「瘋子醫生」（mad-doctor），此語源自法國詞彙「精神病醫生」（alieniste），主要意指那些在精神病院治療精神病人的醫生，直到二十世紀初，英語世界對「精神科醫生」（psychiatrist）這個由德國所創造出來的替代性詞彙，仍然強烈抵制。

肌萎縮性側索硬化症（AMYOTROPHIC LATERAL SCLEROSIS）

一種影響大腦和脊髓中運動神經元的退化性疾病，主要發生在五十歲以上的族群中，患者通常在六年或更短的時間內致命；它會導致病患逐漸虛弱和萎縮，最終由於肌肉痲痺無法呼吸。

失語症（**APHASIA**）

這是一種以書面或口頭形式理解或表達語言的能力受損，常常是中風所致，但並非總是如此。

中風（**APOPLEXY**）

這是一種神經功能突然喪失的症狀，並不伴隨抽搐，這種症狀可能是由於腦部出血，或者腦血管收縮或阻塞所導致的。

無菌外科手術（**ASEPTIC SURGERY**）

十九世紀晚期外科手術的一個關鍵發展，試圖藉由阻止具有感染性的生物體接觸到外科手術中的傷口，從而大大降低外科手術併發症和死亡率。

磁桶（**BAQUET**）

安東．梅斯默使用的一種裝置，可以讓多達二十四名病人同時被催眠。這種裝置像個大水桶，裡面裝滿了從梅斯默本人身上散發出的動物磁性的水，它帶有一個拋光的金屬蓋子，並且每隔一定距離插入向外伸出的金屬棒；透過抓住這些金屬棒，病人可以很容易地被「磁化」。

僵直症（CATALEPSY）

這是一種對外界環境的反應減弱和嚴重的無法活動症狀，通常四肢保持在原位（所謂的蠟曲現象 waxy flexibility）；大多數是屬於精神病的主要症狀之一，也可能是由藥物中毒引起的。

腦性麻痺（CEREBRAL PALSY）

這是一組不同嚴重程度的惡化性運動障礙的通用術語，範圍從精細的運動控制的缺陷到影響所有四肢活動的痙攣，通常與產前、出生時或嬰兒期的腦損傷有關。

舞蹈症（CHOREA）

這是一種不由自主的、間歇性的運動，強迫性的、快速的、急促的，並且嚴重影響正常的運動模式。

拔罐放血法（**CUPPING**）

在傳統醫學中廣泛應用的一種技術，以一種所謂的杯狀玻璃和一種工具刺穿皮膚，從身體中抽取血液；它的局部作用被認為可以消除特定部位的淤血。

退化（**DEGENERATION**）

這一學說起源於十九世紀最後三十年的法國精神科醫生，並迅速在國際上傳播開來，為各種社會病理學（犯罪、酗酒、精神疾病等）提供了生物學解釋，並假定後天特徵可以遺傳。本質上，就好像演化的逆行，經過幾代人的時間，文明人逐漸變成了野蠻人，變成了低等人。

素質（**DIATHESIS**）

意指對某些疾病有非比尋常的易感性。

調經劑（**EMMENAGOGUES**）

一種導致月經或流產的化合物。

纖維肌痛症（FIBROMYALGIA）

主要症狀為肌肉的壓痛和疼痛，通常與疲勞、睡眠障礙、僵硬和頭痛有關，所有這些都可能因憂鬱症而複雜化；常常被當作慢性疲勞症候群的替代標籤，但其病因仍然存在爭議和不清楚之處。

瘻管（FISTULA）

通常是指兩個分開的內臟之間的開口或連接通道，或者內臟和身體表面之間的開口或連接通道，一般來說這個開口無法癒合。

喉球症／臆球症（GLOBUS HYSTERICUS）

歇斯底里症患者常見的一種感覺，即感覺有顆球停留在喉嚨或食道中，干擾呼吸和吞嚥，通常認為這種感覺起源於心理因素。

半身感覺喪失（HEMIANESTHESIA）

身體一半以上的感覺喪失。

臆病症（HYPOCHONDRIA）（THE HYP）

對於十八世紀的醫生和非專業人士來說，這是一種病灶在季肋（hypochondrium）部位或橫膈膜區域的身體疾病，傳統上，認為此區是憂鬱情緒的病灶；這個術語在日後逐漸取得了新的現代意義：一個人神經質地堅信自己在不久的將來會生病或註定要生病。

放膿（ISSUE）

這是一種用來排出血液或膿液的切口，這是希波克拉底醫學中廣泛使用的一種治療技術。

運動失調症（LOCOMOTOR ATAXIA）

一種感覺神經元退化的疾病，會導致軀幹刺痛，步態不穩，大小便失禁，陽痿，最終死亡，這是第三期梅毒的一種症狀。

延腦（MEDULLA）

更準確的說法是 medulla oblongata，位於腦橋和下面的脊髓之間的腦幹部分，在控制自主神經功能（如呼吸和血壓）方面發揮著重要作用。

多發性硬化症（MULTIPLE SCLEROSIS）

這是一種中樞神經系統的一種慢性、退行性、無法根治的疾病。經常會間歇性發作，擁有輕度至重度的神經和肌肉損傷、膀胱功能障礙或視力障礙，起因是包圍和隔離神經纖維的髓鞘組織呈現局部損傷，其病因尚不清楚，治療策略大多採取緩解不適症狀的保守治療。

肌痛性腦脊髓炎（MYALGIC ENCEPHALOMYELITIS-ME）

這是一種一系列來源不明的症狀，有時被認為是由免疫系統功能障礙引起的，或者是「病毒後疲勞症候群」（Post Viral Fatigue Syndrome，簡稱ＰＶＦＳ），經常被用來作為「慢性疲勞症候群」（Chronic Fatigue Syndrome，簡稱ＣＦＳ）的一個替代性名詞；顯著的症狀可能包括疲勞、持續頭痛和不適、視力障礙、睡眠障礙、肌肉疼痛、噁心和情緒變化，還有易怒、抑鬱、憤怒；其臨床狀態仍然具有爭議。

新克雷佩林學派（NEO–KRAEPELINIAN）

指的是一九七〇年代後期開始的現代精神醫學運動，目的在於創建明確的、可操作的、可靠的診斷標準，並將精神疾病劃分為愈來愈多的子類別（所謂的「可靠的診斷標準」在這裡是指技術意義上的：它意味著一種方法，能讓不同的臨床醫生在進行獨立診斷時，獲得高度的一致性。但這並不保證他們的診斷一定能準確地反映病人的真實狀況）；埃米爾．克雷佩林是十九世紀晚期的德國精神科醫生，他創造了一種疾病分類學或方法，用以鑑別嚴重的精神疾病，而這些疾病在過往的西方精神病學中占了很重要的主導地位，並延續了很久。

疾病分類學（NOSOLOGY）

對疾病進行系統性分類。

卵巢切除術（OVARIOTOMY）

以外科手術切除卵巢。

帕金森氏症（PARKINSON'S DISEASE）

一種中樞神經系統退化性疾病，以英國醫生詹姆斯．帕金森（一七五五～一八二四）的名字命名，其特性為震顫、肌肉協調性受損、步態和姿勢上有行動緩慢和無力的特徵，以及面部局部癱瘓，它與大腦中多巴胺的濃度降低有關，並且病程的晚期會出現認知退化的現象。

分娩（PARTURITION）

產子的過程。

橋腦（PONS）

位於延腦和中腦之間的腦幹前部的突起，它負責傳遞感覺資訊，調節呼吸，控制覺醒（覺醒意指一個人生理與心理的整體活躍狀態）。

心身平行論（PSYCHOPHYSICAL PARALLELISM）

一種學說，尤其與十九世紀英國神經科醫生約翰·休林·傑克森有關，主張心智和身體事件是獨立無關的平行事件，彼此之間沒有相互作用的因果關係。然而，據稱心智活動和大腦是精確同步和相關的，即使二者之間看似彼此獨立。

埋線（SETONS）

引入皮下的線、馬毛或亞麻製品，用於引起炎症和膿液的排出，在傳統醫學中廣泛用於為有毒物質排出體外提供通道。

妥瑞氏症（TOURETTE'S SYNDROME）

這是一種神經系統疾病，由沙爾科的學生和追隨者吉爾斯·德拉圖雷特於一八八五年首次描述。該疾病的主要明顯特徵是反覆出現不自主運動和頸部抽搐。通常伴有不自主的聲音發出，這種抽搐可能包括咕嚕聲和吠叫聲，但有時會特別說出一連串淫言穢語。

注釋

前言

1 Stephan Bradwell, "Mary Glover's Late Woeful Case, Together with her Joyfull Deliverance," Sloane MS 831, British Library, repr. in Michael MacDonald, *Witchcraft and Hysteria in Elizabethan London* (London: Routledge, 1991), 3.

2 Bradwell, "Mary Glover's Late Woeful Case," 3.

3 Bradwell, "Mary Glover's Late Woeful Case," 4.

4 Bradwell, "Mary Glover's Late Woeful Case," 4.

5 Bradwell, "Mary Glover's Late Woeful Case," 5–6.

6 Bradwell, "Mary Glover's Late Woeful Case," 7.

7 Bradwell, "Mary Glover's Late Woeful Case," 14.

8 Bradwell, "Mary Glover's Late Woeful Case," 19.

9 Bradwell, "Mary Glover's Late Woeful Case," 21.

10 Bradwell, "Mary Glover's Late Woeful Case," 21.

第一章

1 Quoted in Barbara Sicherman, "The Uses of a Diagnosis: Doctors, Patients, and Neurasthenia," *Journal of the History of Medicine and Allied Sciences*, 32 (1977), 41.

2 Edward Shorter, "The Reinvention of Hysteria," *Times Literary Supplement*, June 17, 1994, p. 26.

3 Eliot Slater, "Diagnosis of 'Hysteria'," *British Medical Journal*, 1 (1965), 1395–9.

4 Philip Slavney, Perspectives on "Hysteria" (Baltimore: Johns Hopkins University Press, 1990), 1–2.

5 I. S. Cooper, *The Victim is Always the Same* (New York: Harper and Row, 1976).

6 Charles Rosenberg, "The Therapeutic Revolution," in Charles Rosenberg and Morris Vogel (eds.), *The Therapeutic Revolution* (Philadelphia: University of Pennsylvania Press, 1979), 7.

7 George Rousseau, "A Strange Pathology: Hysteria in the Early Modern World," in Sander Gilman et al., *Hysteria beyond Freud* (Berkeley and Los Angeles: University of California Press, 1993), 107.

8 L. Targa (ed.), Celsus on Medicine, i (London: Cox, 1831), quoted in Ilza Veith, *Hysteria: The History of a Disease* (Chicago: University of Chicago Press, 1965), 21.

9 Edward Jorden, *A Briefe Discourse* of a Disease Called the Suffocation of the Mother (London: Windet, 1603), fo. 5r, repr. in Michael MacDonald, *Witchcraft and Hysteria in Elizabethan London* (London: Routledge, 1991). 〔這本書的頁碼只標在每頁的正面，反面沒有標頁碼。按照慣例，引用正面頁碼時後面會加上"r"（表示 recto，即正面），引用反面頁碼時後面會加上"v"（表示 verso，即反面）。〕

10 Jorden, *A Briefe Discourse*, fo. 1v.

11 Jorden, *A Briefe Discourse*, fo. 2r.

12 Jorden, *A Briefe Discourse*, fo. 2r.

13 Stephan Bradwell, "Mary Glover's Late Woeful Case," in MacDonald, *Witchcraft*, 28.
14 Bradwell, "Mary Glover's Late Woeful Case," 29.
15 Jorden, *A Briefe Discourse*, title page.
16 Jorden, *A Briefe Discourse*, The Epistle Dedicatorie [the dedication], non-paginated.
17 Jorden, *A Briefe Discourse*, The Epistle Dedicatorie [the dedication], non-paginated.

第1章

1 *Diary and Letters of Madam D'Arbly*, ed. C. F. Barrett (London: Coburn, Hurst and Blackett, 1854), iv. 239.
2 Thomas Willis, *Cerebri anatome* (London, 1764), 124.
3 Thomas Willis, *An Essay on the Pathology of the Brain and Nervous Stock* (London: Dring, Harper and Leigh, 1681), 76–8.
4 Willis, *An Essay on the Pathology*, 76–8.
5 William Harvey, *Exercitationes de generatione animalium* (London: Gardianis, 1651).
6 Willis, *An Essay on the Pathology*, 78.
7 Giovanni Battista Morgagni, *The Seats and Causes of Diseases Investigated by Anatomy*, ii (London: Millar, Cadell, Johnson and Payne, 1769), 628–9.
8 *The Entire Works of Dr Thomas Sydenham*, Newly Made English, ed. John Swan (London: Cave, 1742), 367–71.
9 *The Entire Works of Dr Thomas Sydenham*, ed. Swan, 374–5.
10 Nicholas Robinson, *A New System of the Spleen* (London: Bettesworth, Innys, and Rivington, 1729), 50.
11 Thomas Willis, *Two Discources Concerning the Soul of Brutes* (London: Dring, Harper, and Leigh, 1683), 206.

12 Willis, *Two Discources*, 206.

13 John Purcell, *A Treatise of Vapours, or, Hysterick Fits* (London, 1702), quoted in Richard Hunter and Ida McAlpine (eds.), *Three Hundred Years of Psychiatry* (Oxford: Oxford University Press, 1963), 289–91.

14 Bernard Mandeville, *A Treatise of the Hypochondriack and Hysterick Passions* (London: Leach, 1711).

15 Robinson, *New System*, 344–5.

16 Robinson, *New System*, 181–3.

17 Robinson, *New System*, 407–8.

18 Richard Blackmore, *A Treatise of the Spleen and Vapours: Or, Hypochondriacal and Hysterical Affections* (London: Pemberton, 1726), 96.

19 Blackmore, *A Treatise of the Spleen and Vapours*, 97.

20 Robinson, *New System*, 102.

第三章

1 George Cheyne, *The English Malady* (London: Strahan and Leake, 1733), 343.

2 切恩對凱薩琳・沃波爾的治療在一七二〇年至一七三三年間成為了一系列寫給漢斯・斯隆的信件的主題，這些信件保存在大英圖書館，館藏號為 Sloane MS 4034，本段和接下來的引用均摘自該館藏。

3 Richard Blackmore, *A Treatise of the Spleen and Vapours: Or, Hypochondriacal and Hysterical Affections* (London: Pemberton, 1726), pp. v–vi.

4 Cheyne, *The English Malady*, p. ii.

5 Cheyne, *The English Malady*, 52.

6 Cheyne, *The English Malady*, 182.
7 Cheyne, *The English Malady*, 174.
8 Cheyne, *The English Malady*, 49–50.
9 Cheyne, *The English Malady*, pp. i–ii.
10 Cheyne, *The English Malady*, 158–9.
11 Cheyne, *The English Malady*, 2–3.
12 Cheyne, *The English Malady*, 3.
13 Cheyne, *The English Malady*, 260.
14 Cheyne, *The English Malady*, 261.
15 Cheyne, *The English Malady*, 1.
16 James Boswell, *Boswell's Column* (London: Kimber, 1951), 42–3.
17 *The Letters of Samuel Johnson*, ed. R. Chapman (Oxford: Clarendon Press, 1974), ii. 245.
18 Jonathan Swift, "The Seventh Epistle of the First Book of Horace Imitated."
19 Alexander Pope, "Epistle to Arbuthnot."
20 Quoted in G. S. Rousseau, "A Strange Pathology," in Sander Gilman et al., *Hysteria beyond Freud* (Berkeley and Los Angeles: University of Calfornia Press, 1993), 167
21 William Heberden, *Commentaries on the History and Cure of Diseases* (London: Payne, 1802), 227.
22 Cheyne, *The English Malady*, 79–80.
23 Roy Porter, *Mind Forg'd Manacles* (London: Athlone, 1987), 178.
24 William Heberden, *Medical Commentaries* (London: Payne, 1802), 233.

25 Quoted in Richard Hunter and Ida Macalpine (eds.), *Three Hundred Years of Psychiatry* (Oxford: Oxford University Press, 1963), 475.

26 Thomas Trotter, *A View of the Nervous Temperament* (London: Longman, 1807), 1.

27 Cheyne, *The English Malady*, 101.

28 Cheyne, *The English Malady*, 102.

29 Cheyne to Richardson, June 22, 1738, in *The Letters of Dr George Cheyne to Samuel Richardson*, ed. C. F. Mullett (Columbia, MO: University of Missouri Press, 1943), 38.

第四章

1 David Rothman, *The Discovery of the Asylum* (Boston: Little, Brown, 1971).

2 Benjamin Rush, *Medical Inquires and Observations upon the Diseases of the Mind* (5th edn., Philadelphia: Grigg and Eliot, 1835), 103.

3 Richard Reece, *The Medical Guide* (London: Longman, 1802), 35.

4 W. Tyler Smith, "The Climacteric Disease in Women," *London Journal ofMedicine*, 1 (1848), 607.

5 Robert Brudenell Carter, *On the Pathology and Treatment of Hysteria* (London: Churchill, 1853).

6 Brudenell Carter, *On the Pathology and Treatment*, 20.

7 Brudenell Carter, *On the Pathology and Treatment*, 33–4.

8 Brudenell Carter, *On the Pathology and Treatment*, 34.

9 Brudenell Carter, *On the Pathology and Treatment*, 46.

10 Brudenell Carter, *On the Pathology and Treatment*, 97.

11 Brudenell Carter, *On the Pathology and Treatment*, 55.
12 Brudenell Carter, *On the Pathology and Treatment*, 69.
13 Brudenell Carter, *On the Pathology and Treatment*, 108.
14 Brudenell Carter, *On the Pathology and Treatment*, 111.
15 Brudenell Carter, *On the Pathology and Treatment*, 114.
16 Brudenell Carter, *On the Pathology and Treatment*, 123.
17 Brudenell Carter, *On the Pathology and Treatment*, 151.
18 Carroll Smith-Rosenberg and Charles Rosenberg, “The Female Animal,” *Journal of American History*, 60 (1973), 334.
19 George Man Burrows, *Commentaries on Insanity* (London: Underwood, 1828).
20 Horatio Storer, *Reflex Insanity in Women* (Boston: Lee and Shepard, 1871), 78.
21 Ornella Moscucci, *The Science of Woman* (Cambridge: Cambridge University Press, 1993), 104–5.
22 Storer, *Reflex Insanity*, 78–9.
23 Storer, *Reflex Insanity*, 80.
24 Dr Kellogg, quoted in Storer, *Reflex Insanity,* 86.
25 “Obituary: Mr Isaac Baker Brown, FRCS,” *Lancet*, 1 (Feb. 8, 1873), 223.
26 “Obituary: Mr Isaac Baker Brown, FRCS,” 223.
27 Isaac Baker Brown, *On the Curability of Certain Forms of Insanity ... and Hysteria in Females* (London: Harwike, 1866), p. vi.
28 Baker Brown, *On the Curability of Certain Forms of Insanity*, 10.

29 Baker Brown, *On the Curability of Certain Forms of Insanity*, pp. 10, vi.
30 Baker Brown, *On the Curability of Certain Forms of Insanity*, 7–9.
31 Baker Brown, *On the Curability of Certain Forms of Insanity*, 17.
32 Baker Brown, *On the Curability of Certain Forms of Insanity*, 16.
33 Baker Brown, *On the Curability of Certain Forms of Insanity*, 70.
34 Elaine Showalter, *The Female Malady* (New York: Pantheon, 1985), 66.
35 "The Debate at the Obstetric Society," *British Medical Journal*, Apr. 6, 1867, pp. 407–8.
36 "The Week," *British Medical Journal*, Jan. 20, 1866, p. 77.
37 "Medical News: Spiritual Advice," *British Medical Journal*, Feb. 2, 1867, p. 119.
38 "Surgery for Lunatics," *British Medical Journal*, Feb. 9, 1867, p. 478.
39 Michael Clark, "The Rejection of Psychological Approaches to Mental Disorder in Late Nineteenth Century British Psychiatry," in A. Scull (ed.), *Madhouses, Mad-Doctors, and Madmen* (London: Athlone, 1981), 293.
40 "The Debate at the Obstetrical Society," *British Medical Journal*, Apr. 6, 1867, p. 388.
41 "The Debate at the Obstetrical Society," 409.
42 "The Debate at the Obstetrical Society," 396.
43 "The Debate at the Obstetrical Society," 407.

第五章

1 E. C. Spitzka, "Reform in the Scientifi c Study of Psychiatry," *Journal of Nervous and Mental Diseases*, 5 (1878), 206–10.

2 Robert Battey, "Normal Ovariotomy," *Atlanta Medical and Surgical Journal,* 11 (1873), 1.

3 Quoted in Andrew Wynter, *The Borderlands of Insanity* (2nd edn., London: Renshaw, 1877).

4 William Goodell, "Clinical Notes on the Extirpation of the Ovaries for Insanity," *Transactions of the Medical Society of Pennsylvania*, 13 (1881), 640.

5 William Goodell, *Lessons in Gynecology* (Philadelphia: Davis, 1890), 395.

6 Wharton Sinkler, "The Remote Results of the Removal of the Tubes and Ovaries," *University Medical Magazine,* 4 (1891), 173.

7 D. Maclean, "Sexual Mutilation," *California Medical Journal,* 5 (1894), 38.

8 A. M. Hamilton, "The Abuse of Oophorectomy in Diseases of the Nervous System," *New York Medical Journal,* 57 (1893), 181; R. T. Edes, "Points in the Diagnosis and Treatment of Some Obscure Neuroses," *Journal of the American Medical Association*, 27 (1896), 1080.

9 Archibald Church, "Removal of the Ovaries and Tubes in the Insane and Neurotic," *American Journal of Obstetrics*, 28 (1893), 495; R. T. Edes, "The Relations of Pelvic and Nervous Diseases," *Journal of the American Medical Association*, 31 (1898), 1135.

10 Howard A. Kelly, "Conservatism in Ovariotomy," *Journal of the American Medical Association*, 26 (1896), 251.

11 Silas Weir Mitchell, *Rest in Nervous Disease: Its Use and Abuse* (A Series of American Clinical Lectures, ed. E. G. Seguin, vol. 1, no. 4; New York: Putnam, 1875), 94.

12 George Beard, American Nervousness (New York: Putnam, 1881), 17.

13 F. C. Skey, Hysteria (2nd edn., London: Longmans, 1867), 60.

14 Henry Maudsley, *The Pathology of Mind* (London: Macmillan, 1895), 37. 15. Beard, American Nervousness, 69.

15 Beard, *American Nervousness*, 69.

16 Beard, *American Nervousness*, 70–1.

17 Beard, *American Nervousness*, 13.

18 Beard, *American Nervousness*, 26.

19 Janet Oppenheim, *Shattered Nerves: Doctors, Patients, and Depression in Victorian England* (Oxford: Oxford University Press, 1991), 141.

20 Silas Weir Mitchell, *Wear and Tear, or Hints for the Overworked* (5th edn., Philadelphia: Lippincott, 1891), 56.

21 Mitchell, *Wear and Tear*, 32.

22 Mitchell, *Wear and Tear*, 32.

23 Henry Maudsley, "Sex in Mind and Education," *Fortnightly Review*, 15 (1874), 466, 467.

24 Maudsley, "Sex in Mind and Education," 477.

25 Maudsley, "Sex in Mind and Education," 468, 479.

26 Maudsley, "Sex in Mind and Education," 76.

27 Silas Weir Mitchell, *Fat and Blood: An Essay on the Treatment of Certain Forms of Neurasthenia and Hysteria* (Philadelphia: Lippincott, 1899), 66.

28 Mitchell, Fat and Blood, 51.

29 Mitchell, Fat and Blood, 62–3.

30 Sir William Gull, "Anorexia Nervosa (Apepsia Hysterica, Anorexia Hysterica)," *Transactions of the Clinical Society of London*, 7 (1874), 22–8.

第六章

1 J. M. Charcot, *Lectures on the Diseases of the Nervous System,* iii (London: New Sydenham Society, 1889), 3.

2 Quoted in Jan Goldstein, *Console and Classify* (2nd edn., Chicago: University of Chicago Press, 2001), 324.

3 Jules Falret, *Études cliniques sur les maladies mentales et nerveuses* (Paris: Ballière, 1890), 502.

4 Charcot, *Lectures*, iii. 14.

5 J. M. Charcot, *Leçons du mardi* (Paris: Bureaux du Progrès Médical, 1887), 481–2.

6 James Braid, *Neurypnology* (London: Churchill, 1843), 86.

7 Michael Clark, "The Rejection of Psychological Approaches to Mental Disorder in Late Nineteenth Century British Psychiatry," in A. Scull (ed.), *Madhouses, Mad-Doctors and Madmen* (London: Athlone, 1981), 290.

8 Ruth Harris, "Introduction" to the reprint edition of J. M. Charcot, *Clinical Lectures on Diseases of the Nervous System* (London: Routledge, 1991), p. xiv.

9 Charcot, *Lectures*, iii. 405.

10 Charcot, *Lectures*, iii. 13.

11 J. M. Charcot, "Leçon d'ouverture," *Progrès medical*, May 6, 1882, p. 336.

12 Charcot, *Lectures*, iii. 13.

13 Charcot, *Lectures*, iii. 18.

14 Quoted in Georges Didi-Huberman, *Invention of Hysteria* (Cambridge, MA: MIT Press, 2003), 87.

15 Axel Munthe, *The Story of San Michele* (London: Murray, 1930), 296, 302–3.

16 Quoted in Elaine Showalter, "Hysteria, Feminism and Gender," in Sander Gilman et al., *Hysteria beyond Freud* (Berkeley and Los Angeles: University of Calfornia Press, 1993), 311.

17 Quoted in Showalter, "Hysteria, Feminism and Gender," 311.

18 Thomas Laycock, *A Treatise on the Nervous Diseases of Women* (London: Longman, 1840).

19 J. M. Charcot, *OEuvres completes*, iii (Paris: Progrès Médical, 1890), 256.

20 J. M. Charcot, quoted in Elaine Showalter, *Hystories* (New York: Columbia University Press, 1997), 67.

21 Léon Daudet, *Memoirs*, quoted in Henri Ellenberger, *The Discovery of the Unconscious* (New York: Basic Books, 1970), 92.

22 Edmond de Goncourt, *Diary*, quoted in Ellenberger, *The Discovery of the Unconscious*, 92.

23 J. J. Déjerine, *Sémiologie des affections du système nerveux*, i (Paris: Masson, 1914), 561.

24 Munthe, *Story*, 302–3.

第七章

1 George Makari, *Revolution in Mind* (London: Duckworth, 2008), 413, 474 (the latter a quote from Freud). 這段文字借用了 Makari 的優秀著作開篇段落的結構。

2 *The Letters of Sigmund Freud*, selected and ed. Ernst Freud (New York: Basic Books, 1960), 184–5.

3 Josef Breuer and Sigmund Freud, *Studies on Hysteria*, trans. and ed. James Strachey (New York: Basic Books, 1957), 255, emphasis in the original.

4 Breuer and Freud, *Studies on Hysteria*, 160.

5 Breuer and Freud, *Studies on Hysteria*, 7, emphasis in the original.

6 Breuer and Freud, *Studies on Hysteria*, 294.

7 Breuer and Freud, *Studies on Hysteria*, 95.

8 Breuer and Freud, *Studies on Hysteria*, 185.

9 Quoted in Frank Sulloway, *Freud, Biologist of the Mind* (New York: Basic Books, 1979), 118.

10 Breuer and Freud, *Studies on Hysteria*, 17, emphasis in the original.

11 Josef Breuer and Sigmund Freud, *Studies on Hysteria*, in *Standard Edition of the Complete Psychological Works of Sigmund Freud*, trans. and ed. James Strachey, ii (reprint edn., London: Hogarth Press, 1981), preface, p. xxx.

12 Sigmund Freud, *An Autobiographical Study* (New York: Norton, 1963), 15–16.

13 Sigmund Freud, *Five Lectures on Psycho-Analysis* (New York: Norton, 1989), 6–7.

14 Freud, *Five Lectures*, 58.

15 Freud to Fliess, repr. in *The Origins of Psychoanalysis: Letters, Drafts and Notes to Wilhelm Fliess, 1887–1902*, ed. Marie Bonaparte, Anna Freud, and Ernst Kris (Garden City, NY: Doubleday, 1957), 76.

16 Quoted in Jeffrey Masson, *The Assault on Truth* (New York: Penguin, 1985), 9.

17 Sigmund Freud, "Fragment of a Case of Hysteria," in *Standard Edition of the Complete Psychological Works of Sigmund Freud*, trans. James Strachey, vii (reprint edn., London: Hogarth Press, 1981), 113.

18 Freud, "Fragment of a Case of Hysteria," 34.

19 Erik Erikson, quoted in Patrick Mahony, *Freud's Dora: A Psychoanalytic, Historical, and Textual Study* (New Haven: Yale University Press, 1996), 148–9.

第八章

1 Max Weber to Marianne Weber, quoted in Hans Gerth and C. Wright Mills (eds.), *From Max Weber* (London: Routledge, 1991), 22.

2 Quoted in Barbara Tuchman, *The Guns of August* (New York: Random House, 2004), 141.

3 Quoted in Ben Shephard, *A War of Nerves* (Cambridge, MA: Harvard University Press, 2001), 18.

4 Quoted in John Keegan, *The First World War* (London: Pimlico, 1999), 390.

5 John T. MacCurdy, "War Neuroses," *Cornell University Medical Bulletin*, 7 (1918), 21.

6 Charles Mercier, *A Textbook of Insanity and Other Mental Diseases* (2nd edn., London: Allen and Unwin, 1914), 17.

7 Quoted in Marc Roudebush, "A Battle of Nerves," in Mark Micale and Paul Lerner (eds.), *Traumatic Pasts* (Cambridge: Cambridge University Press, 2001), 261.

8 Paul Lerner, "From Traumatic Neurosis to Male Hysteria," in Micale and Lerner (eds.), *Traumatic Pasts*, 150–6.

9 Quoted in Lerner, "From Traumatic Neurosis to Male Hysteria," 156.

10 Lerner, "From Traumatic Neurosis to Male Hysteria," 158, 162.

11 Janet Oppenheim, *Shattered Nerves: Doctors, Patients, and Depression in Victorian England* (Oxford: Oxford University Press, 1991), 309.

12 MacCurdy, "War Neuroses," 6.

13 Quoted in Shephard, *War of Nerves*, 87–8.

14 Harvey Cushing, *From a Surgeon's Journal, 1915–1918* (Boston: Little, Brown, 1936), 489.

15 Quoted in Linda McGreey, *Bitter Witness: Otto Dix and the Great War* (New York: Lang, 2001), 304.

16 Shephard, *War of Nerves*, 63.

17 Quoted in Daniel Hipp, *The Poetry of Shell Shock* (Jefferson, NC: McFarland, 2005), 31.

18 Thomas Salmon, *The Care and Treatment of Mental Diseases and War Neuroses* (New York: National Committee

for Mental Hygiene, 1917), 25.

19 Paul Lerner, *Hysterical Men* (Ithaca, NY: Cornell University Press, 2003), 102.

20 Roudebush, "A Battle of Nerves," 262.

21 Quoted in Roudebush, "A Battle of Nerves," 269.

22 Quoted in Elaine Showalter, *The Female Malady* (New York: Pantheon, 1985), 176–7.

第九章

1 Étienne Trillat, *Histoire de l'hystérie* (Paris: Seghers, 1986), 274.

2 Carroll Smith-Rosenberg, "The Hysterical Woman," in *Disorderly Conduct: Visions of Gender in Victorian America* (New York: Knopf, 1985), 17.

3 Ellen Herman, *The Romance of American Psychology* (Berkeley and Los Angeles: University of California Press, 1995), 89.

4 Albert J. Glass, "Lessons Learned," US Army Medical Department, *Neuropsychiatry in World War II* (Washington: Government Printing Office, 1966), ii. 999–1000.

5 Paul Chodoff, "A Re-Examination of Some Aspects of Conversion Hysteria," *Psychiatry*, 17 (1954), 76.

6 Henry Laughlin, *The Neuroses in Clinical Practice* (Philadelphia: Saunders, 1956).

7 Ilza Veith, *Hysteria: The History of a Disease* (Chicago: University of Chicago Press, 1965), 273–4.

8 Roberta Satow, "Where Has All the Hysteria Gone?" *Psychoanalytic Review*, 66 (1979), 463–77.

9 Trillat, *Histoire*, 274.

10 Quoted in Stuart Kirk and Herb Kutchins, *The Selling of DSM: The Rhetoric of Science in Psychiatry* (New York:

Aldine de Gruyter, 1992), 108.

11 Mitchell Wilson, "DSM III and the Transformation of American Psychiatry: A History," *American Journal of Psychiatry*, 150 (1993), 407.

12 Quoted in Wilson, "DSM III and the Transformation of American Psychiatry," 407.

13 Edward Shorter, *From Paralysis to Fatigue* (New York: Free Press, 1992), p. x.

14 Quoted in Trillat, *Histoire*, 272.

15 Simon Weseley, "New Wine in Old Bottles: Neurasthenia and 'ME,' " *Psychological Medicine*, 20 (1990), 39.

16 Bernard Sachs, "Commentary on 'The Attitude of the Medical Profession toward the Psychotherapeutic Movement,' by E. W. Taylor," *Journal of Nervous and Mental Diseases*, 40 (1908), 405.

17 Jon Stone, Russell Hewett, Alan Carson, Charles Warlow, and Michael Sharpe, "The 'Disappearance' of Hysteria: Historical Mystery or Illusion," *Journal of the Royal Society of Medicine*, 101 (2008), 12–18.

18 Aubrey Lewis, "The Survival of Hysteria," *Psychological Medicine*, 5 (1975), 9–12.

延伸閱讀

即使歇斯底里病例變得相當稀少，並且這種疾病已被醫學界所摒棄，歷史學家和文學學者對這一主題重新產生了興趣（類似精神分析已基本上在主流的重新生物化的精神病學中消失，但在人類學家和文學界人士中仍然存活下來，他們繼續堅持認為佛洛伊德並非一個知識上的遺骸）。這一代歇斯底里研究者有時自稱為「新歇斯底里學者」，他們的研究成果被 Mark Micale 詳盡地編目整理。他的歷史學著作，許多收錄在 *Approaching Hysteria* (Princeton:Princeton University Press, 1995) 一書中，是尋找這方面工作指引者的顯而易見的起點。

首位嘗試撰寫該疾病的全球歷史的是 Ilza Veith 的 *Hysteria: The History of a Disease* (Chicago: University of Chicago Press, 1965)，如今看來，她的著作似乎是早期的一件迷人遺物。在美國精神病學被精神分析學主導的巔峰時期寫成，該書透過佛洛伊德的視角冷靜地解釋歷史，譴責關於歇斯底里的生物學推測，並讚揚那些足夠聰明以預見佛洛伊德理論某些方面的人。雖然該書考察廣闊，但並不可靠，總是透過一種時代錯誤的鏡頭來看待過去。它自身的理論立場如今已不再受歡迎，這只使其偏見和局限性更加突出。Étienne Trillat 是法語區歇斯底里歷史的研究者，他的 *Histoire de l'hystérie* (Paris: Seghers, 1986) 包含了許多有價值的內容，儘管它對法國以外的許多發展缺乏充分的涵蓋。最近，Sander Gilman、Helen King、Roy Porter、George Rousseau 和 Elaine Showalter 的 *Hysteriabeyond Freud* (Berkeley and Los Angeles: University of California Press, 1993)橫跨了從古希臘到現代的偉大歷史領域。Edward Shorter 自信滿滿，廣泛地研究了現代身心疾病的作品為 *From Paralysis to Fatigue* (New York: Free Press, 1992)。同樣地，Showalter 的 *Hystories* (New York:Columbia University Press, 1997) 將慢性疲勞綜合症、創傷記憶的壓制及恢復、多重人格綜合症等現代現象作為現代臆症流行病的例子進行探討。

在其歷史的大部分時間裡，歇斯底里一直被性別所束縛。歷史學家在一九八〇年代才遲遲意識到需要將此作為一個研究主題。Elaine Showalter 的 *The Female Malady* (New York: Pantheon, 1985) 依然新穎且具有挑釁性。她僅僅略微提及男性歇斯底里的重要性，之後由 Paul Lerner 和 Mark Micale 等作者進一步探討。這兩人的書令人困惑地擁有相同的書名：*Hysterical Men* (Ithaca, NY:Cornell University Press, 2003; New Haven: Yale UniversityPress, 2008)，儘管一本處理的是沙爾科和世紀末的巴黎，另一部則研究了第一次世界大戰中德國士兵的戰鬥疲勞。Lisa Appignanesi 的 *Mad, Bad, and Sad: A History of Women and the Mind Doctors from 1800 to the Present* (London: Virago, 2008) 討論範圍廣泛，不僅限於歇斯底里，但仍然值得一讀。

Michael Macdonald 的 *Witchcraft and Hysteria in Elizabethan London* (London: Routledge, 1991) 包含了一些關鍵文本的重印本，以及一篇將它們置於當時背景中的精湛導論。D. P. Walker 的 *Unclean Spirits* (Philadelphia: University of Pennsylvania Press, 1981) 可作有益的補充。Richard Hunter 和 Ida Macalpine 首先提出喬治三世患有紫質症，而他們的 *George III and the Mad Business* (London: Allen Lane, 1969) 仍然是對國王病情最全面的討論。關於切恩，Roy Porter 在一九九一年為 Routledge 版 *The English Malady* 寫的導論，以及 Anna Guerini 的 *Obesity and Depression in the Enlightenment* (Norman, OK: University of Oklahoma Press, 2000) 都很有用。此外，還有切恩與 the Countess of Huntingdon 和 Samuel Richardson 的公開信 (*The Letters of George Cheyne to the Countess of Huntingdon*, ed. C. F. Mullett (San Marino, CA: Huntington Library, 1940); *The Letters of Dr George Cheyne to Samuel Richardson*, ed. C. F. Mullett (Columbia, MO: University of Missouri Press, 1943))。關於十八世紀更廣泛的背景，Roy Porter 的 *Mind Forg'd Manacles* (London: Athlone, 1987) 提供了有用的論述。George Rousseau 在 *Hysteria beyond Freud* 中一篇閒聊式的文章也有助於理解這一背景。我自己的 *The Most Solitary of Afflictions* (New Haven: Yale University Press, 1993) 試圖將神經紊亂置於對瘋癲態度變遷的更廣泛背景中。關於

梅斯默及其時代的討論，參見 Robert Darnton, *Mesmerism and the End of the Enlightenment* (Cambridge, MA: Harvard University Press, 1968)。關於維多利亞時代的催眠術，參見 Alison Winter, *Mesmerized* (Chicago: University of Chicago Press, 2000)。

關於維多利亞時代，Janet Oppenheim 的 *Shattered Nerves: Doctors, Patients, and Depression in Victorian England* (Oxford, Oxford University Press, 1991) 提供了細緻和平衡的觀點，既不寬恕維多利亞時代醫生的偏見，也不將他們一律描繪成黑暗的形象。Charles Rosenberg 在一篇重新印刷於其 *No Other Gods* (2nd edn., Baltimore: Johns Hopkins University Press, 1997) 的文章中，探討了喬治・比爾德的職業生涯和神經衰弱的興起。Jan Goldstein 的 *Console and Classify* (2nd edn., Chicago: University of Chicago Press, 2001) 提供了十九世紀法國精神病學的有用概述。Ruth Harris 在沙爾科 *Clinical Lectures on the Nervous System* (London: Routledge, 1991) 重印版中的生動導論在短篇幅中涵蓋了大量內容，可以透過 Henri Ellenberger 在其 *Beyond the Unconscious* (Princeton: Princeton University Press, 1993) 的文章、Trillat 在 *Histoire de l'hystérie* 的一些篇章，和 Mark Micale 的 *Hysterical Men* 得到補充。關於沙爾科職業生涯的最全面的英文研究，請參見 Christopher Goetz、Michel Bonduelle 和 Toby Gelfand, *Charcot: Constructing Neurology* (Oxford: Oxford University Press, 1995)。

關於佛洛伊德，問題當然不是缺乏次要文獻，而是有一股壓倒性的洪流，並且沒有減弱的跡象。

精神病學可能已經前進，但出版業並未跟上。在我看來，特別有用的是 George Makari 的 *Revolution in Mind* (London: Duckworth, 2008)，討論範圍廣泛且不過於激進。*Breuer and Freud's Studies on Hysteria* (New York: Basic Books, 1957) 是由 James Strachey 翻譯編輯，當然是一部原始文本。對於佛洛伊德著名臨床病例富有同情的重新檢視，請參見 Lisa Appignanesi and John Forrester, *Freud's Women* (London: Orion, 2005)。Albrecht Hirschmüller, *The Life and Work of Josef Breuer: Physiology and Psychoanalysis* (New York: New York University Press, 1989) 提供了關於安娜．歐的真實歷史的新研究；而對「朵拉」案例的廣泛精神分析重新檢視，請參見 Patrick Mahony, *Freud's Dora: Psychoanalytic, Historical, and Textual Study* (New Haven: Yale University Press, 1996)。

Mark Micale 和 Paul Lerner 編輯的 *Traumatic Pasts* (Cambridge: Cambridge University Press, 2001) 一書中收錄了一系列探討歇斯底里和創傷關聯的文章。其中一些文章檢視了第一次世界大戰中精神病患者的跨國背景。關於彈震症和軍事精神病學的最佳研究是 Ben Shephard 的 *A War of Nerves* (Cambridge, MA: Harvard University Press, 2001)。值得一讀的是 Charles Myers 關於此主題的原始文章 "A Contribution to the Study of Shell Shock," *Lancet*, 1 (1915), 316–20 以及他後來的專著 *Shell Shock in France, 1914–1918* (Cambridge: Cambridge University Press, 1940)。Paul Lerner 的 *Hysterical Men* 對於認識德國背景是有用的，而 Martin Stone 的文章 "Shell Shock and the Psychiatrists," 收錄於 W. F. Bynum, R.

Porter, and M. Shepherd (eds.), *The Anatomy of Madness*, ii (London: Tavistock, 1985) 提供了一些關於英國發展的見解。John Keegan's classic *The First World War* (London: Pimlico, 1999) 讓讀者感受到壕溝戰的地獄，以及將軍和政治家的錯誤（甚至更糟的行為）。

關於後來的發展，我將在二〇一〇年的 *History of Psychiatry* 刊登的兩篇文章中探討精神分析在二戰後美國興衰的一些方面。關於參與者的視角，請參見 Joel Paris, *The Fall of an Icon: Psychoanalysis and Academic Psychiatry* (Toronto: University of Toronto Press, 2005)。美國精神病學協會《診斷與統計手冊》第三版創建過程中的關鍵事件，詳見 Stuart Kirk 和 Herb Kutchins, *The Selling of DSM: The Rhetoric of Science in Psychiatry* (New York: Aldine de Gruyter, 1992) 以及 Mitchell Wilson, "DSM III and the Transformation of American Psychiatry: A History," *American Journal of Psychiatry*, 150 (1993), 399–410。關於在ＤＳＭ中剔除「精神官能症」的過程中智勝精神分析學家的關鍵內部記述，請參見 Ronald Bayer and Robert Spitzer, "Neurosis, Psychodynamics, and DSM III," *Archives of General Psychiatry*, 42 (1985), 187–95。David Healy的*The Anti-Depressant Era* (Cambridge, MA: Harvard University Press, 1998) 詳細探討了精神藥理學對二十世紀末期心理疾病概念化和治療的影響。Gail MacLean and Simon Wessely在"Professional and Popular Views of Chronic Fatigue Syndrome," *British Medical Journal*, 308 (Mar. 19, 1994), 776–7，提供了關於這一疾病解釋的爭議性證據。

在撰寫這本書時，我當然借鑑了比這份清單所包含的更廣泛的學術成果。其中一些借鑑「債務」在注釋中承認了——但還不夠充分。許多其他借鑑甚至沒有得到這種禮遇。為此，我必須怪罪於篇幅的壓力，以及在這樣一部綜合性著作中不可能充分承認所有借鑑「債務」。像許多其他作者一樣，我很慶幸債務人監獄已成為過去，我希望那些我默默借鑑過的人能夠寬恕。我還要感謝 Stephen Cox、Mark Micale、Gerald Grob 和 Allan Horwitz 的善意幫助。最重要的是，感謝本系列的總編輯 William 和 Helen Bynum，委託我寫了一本在撰寫過程中我很享受的書；以及他們對各種草稿的仔細審查和建設性意見。他們已盡力幫我避免錯誤，剩下的錯誤全由我自己負責。

索引

人名（主要依姓氏檢索）

R小姐 Fräulein Elizabeth von R 180
N夫人 Frau Emmy von N 180
M夫人 Frau Cäcilie M 180, 182

四至五畫

切恩 George Cheyne 69-79, 81-82, 84, 90, 96, 132, 166, 181
巴克 Pat Barker 216
巴蒂 Robert Battey 56, 123-125, 220
巴賓斯基 Joseph Babinski 158, 168, 170-171, 205-206, 218
文森特 Clovis Vincent 219
比爾德 George Beard 129, 131-133, 164, 166
丘奇 Archibald Church 127
包斯韋爾 James Boswell 79
卡倫 William Cullen 81
卡特 Robert Brudenell Carter 98-103, 110, 220
卡莎麗娜 Katherina 180
古爾爵士 Sir William Gull 139
古德爾 William Goodell 125
史皮茲卡 Edward Spitzka 122
史密斯 W.Tyler Smith 98, 104-105, 225
史密斯－羅森博格 Carroll Smith-Rosenberg 104, 225
布呂克 Ernst Brücke 174, 177
布沙爾 Charles Bouchard 168
布里奎特 Pierre Briquet 164
布拉克摩爾爵士 Sir Richard Blackmore 63, 66-67, 77
布朗 Isaac Baker Brown 109-117, 123-124, 220
布勞伊萊特 André Brouillet 158
布萊特 John Bright 134
布雷德 James Braid 87, 150-152
布羅克 A. J. Brock 216

布羅伊爾　Josef Breuer　177-185, 188, 191
弗利斯　Wilhelm Fliess　184
甘貝塔　Léon Gambetta　167

六畫

伊莉莎白（一世／女王）　Queen Elizabeth / Elizabeth I　19, 24, 40
休謨　David Hume　59, 79
吉勒　André Gilles　219
吉爾曼　Charlotte Perkins Gilman　130-132, 140
安娜女王　Queen Anne　66, 68
安德森　Edmund Anderson　24, 37, 231
托爾斯泰　Tolstoy　163
朵拉　Dora　191-195
米切爾　Silas Weir Mitchell　25, 27, 119-122, 129-132, 135-140
米卡爾　Mark Micale　234
米勒　Johannes Müller　104, 131
考夫曼　Fritz Kaufmann　218
艾瑞克森　Erik Erikson　194
克拉夫特－艾賓　Richard von Krafft-Ebing　188

七畫

亨廷頓伯爵夫人　Countess of Huntingdon　73, 77
亨特　John Hunter　59
亨麗埃特　Henriette A　153
伯吉斯　Elizazabeth Burges　20
伯克　Howard Berk　234
伯恩海姆　Bernheim　176
伯納斯　Martha Bernays　174
伯羅斯　George Man Burrows　104
但丁　Dante　143
佛洛伊德　Sigmund Freud　7, 13-14, 17, 29-30, 148, 159, 173-195, 209-211, 225-228, 232, 234, 237
佛洛伊德（安娜）　Anna Freud　227
克拉克　Michael Clark　115, 152
克萊恩　Donald Klein　235
克雷佩林　Emil Magnus Kraepelin　224, 232, 235,

247-248
克羅克 Crooke 22
吳爾芙 Virginia Woolf 140
希利 David Healy 236
希波克拉底 Hippocrates 6, 9, 12, 32-36, 49, 54, 60, 82, 99, 246
李斯特 Joseph Lister 109, 134
杜波依斯 W. E. B. Du Bois 134
沃波爾（凱薩琳） Catherine Walpole 70
沃波爾（羅伯特爵士） Sir Robert Walpole 70
沃恩 Edwin Vaughan 201
沃頓 Edith Wharton 130
沙爾科 Jean-Martin Charcot 6, 13, 43, 52, 141-159, 161-171, 174-176, 181, 183-184, 195, 205, 207, 221, 237-238, 239, 250
狄更斯 Charles Dickens 89
肖特 Edward Shorter 26-27, 236, 238
肖華特 Elaine Showalter 112, 164, 220
貝利 Bailly 88
貝爾 Charles Bell 91, 103, 130, 219, 222
辛克勒 Wharton Sinkler 126
邦霍費爾 karl bonhoeffer 208

八畫

佩奇 John Pechey 62
坦納 T. H. Tanner 116
居禮夫人 Marie Curie 159
帕拉蒂絲 Maria Theresia Paradis 87
帕彭海姆 Bertha Pappenheim 177, 179
帕羅斯 Gizella Pallos 195
拉瓦節 Lavoisier 88
拉岡 Jacques Lacan 227
拉許 Benjamin Rush 96-97
拉斯格 Charles Lasègue 144
拉德克利夫 John Radcliffe 68, 132
法雷特 Jules Falret 145
波特 Roy Porter 6, 81
波普 Alexander Pope 78, 80

金 Helen King 34
阿加西 Louis Agassiz 134
阿雷提烏斯 Aretaeus 35
阿爾巴特 Thomas Clifford Allbutt 140
阿德里安 Edgar Adrian 91, 219

九畫

哈里斯 Ruth Harris 152
哈威 William Harvey 55, 212
哈登 Seymour Haden 116
哈蒙德 William Alexander Hammond 120
契斯特菲爾德勛爵 Lord Chesterfield 77
姚萊格，瓦格納 Julius von Wagner-Jauregg 218, 222
威克利 Thomas Wakley 109
威利斯 Thomas Willis 9, 49, 53
（英王）威廉三世 William III 66
威廉姆斯 Katherine Williams 61
施皮萊因 Sabina Spielrein 195
查理二世 Charles II 50
柯林斯 Wilkie Collins 83, 89
洛爾 Richard Lower 50
珀塞爾 John Purcell 62
珍亞當斯 Jane Addam 130
科茲洛夫斯基 Kozlowski 218
耶蘭德 Lewis Yealland 219-220
韋伯 Max Weber 198

十畫

埃利奧森 John Elliotson 89
埃爾瑪 Elma 195
埃德斯 Robert Edes 127
席登漢姆 Thomas Sydenham 49, 56-57, 60-63, 66, 82, 164
庫欣 Harvey Cushing 212
格羅斯 Otto Gross 195
格蘭維爾 Mortimer Granville 125
泰特 Lawson Tait 125
特里拉 Étienne Trillat 225, 232

特羅特　Thomas Trotter　82
班克羅夫　Richard Bancroft　40-42
索拉努斯　Soranus　35
馬波瑟　Edward Mapother　227
馬森　Jeffrey Moussaieff Masson　189
高爾頓　Francis Galton　134

十一畫

勒納　Paul Lerner　207
基恩　W.W.Keen　119
曼德維爾　Bernard Mandeville　63
梅西耶　Charles Mercier　205
梅涅特　Theodor Meynert　175, 188
梅斯默　Franz Anton Mesmer　85-89, 141, 150, 152, 242-243
梅寧格　William Menninger　229
理查森　Samuel Richardson　78, 84
莫加尼　Giovanni Battista Morgagni　56
莫泊桑　Maupassant　163
莫茲利　Henry Maudsley　129, 137
莫雷豪斯　George Morehouse　119
麥克唐納　Michael MacDonald　40
麥柯迪　John T. MacCurdy　210

十二畫

傅柯　Michel Foucault　93
傑克遜（休林斯）　Hughlings Jackson　183
傑克遜（伊莉莎白）　Elizabeth Jackson　11, 19, 22, 36
凱利　Howard Kelly　128
凱爾蘇斯　Aulus Cornelius Celsus　35
勞克林　Henry Laughlin　232
喬多夫　Paul Chodoff　231
喬治三世國王　George III　47-48
喬登　Edward Jorden　12, 19, 36-38, 40-43
富蘭克林　Benjamin Franklin　88
惠特吉特　John Whitgift　41
惠特曼　Blanche Wittman　158-159

斯托爾　Horatio Storer　105
斯威夫特　Jonathan Swift　80-81
斯基　F. C. Skey　50, 129, 158, 168, 170-171, 205-206, 218
斯萊特　Eliot Slater　27
斯隆爵士　Sir Hans Sloane　70
普萊費爾　William Playfair　140
湯恩比　Arnold Toynbee　134
萊科克　Thomas Laycock　103, 164
費倫齊　Sádor Ferenczi　195
費爾利　Frederick Fairlie　83-84

十三至十四畫

塞卡德　Brown Sequard　110
奧古斯丁　Augustine　159-161
奧本海姆（珍妮特）　Janet Oppenheim　135, 210
奧本海姆（赫爾曼）　Hermann Oppenheim　207
奧托　Otto　193, 195
奧梅羅德　J. A. Ormerod　231
瑞弗斯　W. H. R. Rivers　211, 213, 216
葛洛芙　Mary Glover　19, 42, 44
詹姆斯兄弟　William and Henry James　133
詹森　Samuel Johnson　79-80
路易斯爵士　Sir Aubrey Lewis　240
道斯　Thomas Stretch Dowse　140
道德特　Léon Daudet　168
雷諾茲夫人　Madame Renooz　163
榮格　Jung　195
漢密爾頓爵士　Sir David Hamilton　71
維斯　Ilza Veith　219, 227, 232
蒙納　Axel Munthe　161, 170
蓋倫　Galen　32-36, 49, 54, 82, 90, 99
豪厄爾　Winifred Howells　130
赫伯登　William Heberden　81

十五畫以上

德傑林　Joseph Jules Déjerine　170
德萊塞　Theodore Dreiser　134

歐（安娜） Anna O 177-181
歐文 Wilfred Owen 198, 214, 216
魯德布希 Marc Roudebush 218, 221
盧梭 George Rousseau 34
諾恩 Max Nonne 217
賴希 Wilhelm Reich 195, 212
霍姆斯 Wendell Holmes 136
霍華德爵士 Sir Michael Howard 200
霍爾 Marshall Hall 103
鮑爾・艾達 Ida Bauer 191, 193
鮑爾・菲力浦 Philipp Bauer 192
薩托 Roberta Satow 232
薩克斯 Bernard Sachs 239
薩松 Siegfried Sassoon 198, 216
薩金特 John Singer Sargent 214-215
薩茲 Thomas Szasz 30, 227
薩維奇 George Savage 140
薩蒙 Thomas Salmon 216
懷特 Robert Whytt 80-81
瓊斯 Ernest Jones 179, 195
羅斯金 John Ruskin 134
羅斯曼 David Rothman 93
羅森博格 Charles Rosenberg 104-105
羅賓遜 Nicholas Robinson 61, 63-65, 67
龔固爾兄弟 Goncourt brothers 169

文獻

《人性論》 *Treatise on Human Nature* 79
《女性外科疾病》 *Surgical Diseases of Women* 110
《女性科學評論》 *Revue scientifique des femmes* 163
《女性疾病》 *The Female Malady* 112
《中樞神經系統的生理學和病理學》 *The Physiology and Pathology of The Central Nervous System* 110
《少女、孕婦、已生育婦女和寡婦疾病通論》 *General Treaty of the Diseases of Maids、Big Bellied Women、Childbed Women and Widows* 62
《以解剖學對疾病部位和病因的研究》 *The Seats and Causes of Diseases Investigated by Anatomy* 56

《白衣女子》 *The Woman in White* 83
《再生》 *Regeneration* 216
《地獄》 *Inferno* 143
《朵拉——歇斯底里案例分析的片段》 *Fragment of a Case of Hysteria* 191
《秀髮劫》 *The Rape of the Lock* 78
《刺胳針》 *The Lancet* 109-110
《性學三論》 *Three Essays on the Theory of Sexuality* 190
《前線後方》 *Behind the Lines* 216
《毒氣》 *Gassed* 214
《為國捐軀》 *Dulce et Decorum Est* 214
《科學心理學大綱》 *Project for a scientific psychology* 184
《英國病》 *The English Malady* 74
《英國醫學雜誌》 *British Medical Journal* 3
《泰晤士報》 *The Times* 115
《神經系統疾病講座》 *Leçons sur les maldies du système nerveux* 174
《耗損，或對過勞者的提示》 *Wear and Tear* 135
《脂肪和血液：治療某些形式的神經衰弱症和歇斯底里症的論文》 *Fat and Blood Blood: An Essay on the Treatment of Certain Forms of Neurasthenia and Hysteria* 135-136
《馬可福音》 *Gospel of Mark* 40
《教會時報》 *Church Times* 114
《復活》 *Resurrection* 216
《惡魔學》 *Daemonologie* 41
《菸草反擊戰》 *Counterblast to Tobacco* 43
《黃色壁紙》 *The Yellow Wallpaper* 130, 140
《新圖像集》 *Nouvelle Iconographie* 161
《歇斯底里症研究》 *Studies on Hysteria* 180, 184, 188
《蒂邁歐篇》 *Timaeus* 34
《圖像集》 *Iconographies* 161-162
《槍傷和其他神經損傷》 *Gunshot Wounds and Other Injuries of Nerves* 119
《精神疾病診斷與統計手冊》 *Diagnostic and*

Statistical Manual　5, 14, 225, 233-234
《標準》　*Standard*　114
《聯合法令》　*Act of Union*　69
《簡論子宮窒息症》　*The Suffocation of the Mother / A Briefe Discourse of a Disease Called the Suffocation of the Mother*　38, 42

醫療及其他專有名詞

二到五畫

人類皰疹病毒第四型　Epstein-Barr virus　238
凡爾登戰役　Battle of Verdun3　208
大禁閉　Great Confinement　93
女性性慾亢進　Nymphomania　112
小丑戲　Clownisme　154, 156
小兒麻痺症　Polio　223
中風　Apoplexy　84, 242
分娩　Partuition　34, 105, 108, 126, 249
切爾滕納姆　Cheltenham　48
反射弧作用　Reflex action　105
反射理論　Reflex theory　126, 149-150, 164, 188
天花　Smallpox　77, 205, 223
巴爾幹戰爭　Balkan War　199
心身平行論　Psychophysical parallelism　183-184, 249
水療法　Hydrotherapeutics　48, 72, 96, 177
世界衛生組織　World Health Organization　223
半身感覺喪失　Hemianesthesias　224, 245
失眠　Insomnia　85, 129, 134, 178, 210, 238
失智症　Dementia　60
失語症　Aphasia　144, 242
布里斯托　Bristol　72
瓜達卡納島　Guadalcanal　228

六至七畫

伊底帕斯情結　Oedipal conflicts　190
休息療法　Rest cure　25, 121-122, 130-131, 138-140, 177
全科醫生　General practitioner　94-95, 98, 103, 108, 120, 129, 184

回顧性診斷 Retrospective diagnosis 27, 59
多巴胺 Dopamine 248
多發性硬化症 Multiple sclerosis 59, 144, 146-147, 153, 247
托拉靈 Thorazine 233
收容所 Asylum 93-95, 103, 107, 115, 121-123, 125-126, 205, 229
收容所醫生 Asylum doctors 107, 121
有意識的暗示 Conscious suggestion 218
百憂解 Prozac 233
考夫曼療法 Kaufmann cure 218
肌痛性腦脊髓炎 Myalgic encephalomyelitis, ME 29, 238, 247
肌萎縮性側索硬化症 Amyotrophic Lateral Sclerosis, ALS 30-31, 144, 241
自慰性精神錯亂 Masturbatory insanity 111
克雷格洛克哈特 Craiglockhart 213
克羅伊茲林根 Kreuzlingen 179
卵巢切除術 Ovariotomy 110, 123-124, 126-128, 165, 248
妥瑞氏症 Tourette's syndrome 144, 250
運動失調症 Locomotor ataxia 144, 246
希波克拉底文集 Hippocratic texts 34
貝勒維療養院 Sanatorium Bellevue 179
身心症 Psychosomatic symptoms 207, 209, 231

八至九畫

季肋 Hypochondrium 246
帕金森氏症 Parkinson's disease 248
帕森達勒戰役 Passchendaele 201
延腦 Medulla 52, 246, 249
性誘惑理論 Seduction theory 189
拔罐放血法 Cupping 244
波耳戰爭 Boer War 199
阿拉伯醫學 Arabic Medicine 34
南錫 Nancy 176
威利斯氏環 Circle of Willis 52
威瑪共和國 Weimar Republic 222

宣洩　Catharsis　178, 180, 183, 185-186, 209, 213
宣洩療法　Cathartic treatment　180, 183, 186
美國內戰　American Civil War　119, 121-122
美國神經質　American nervousness　16, 119, 132, 166
美國退伍軍人協會　American Legion　221
美國精神醫學學會　American Psychiatric Association　14, 224, 229, 231, 233-234
英國皇家外科醫學院　Royal College of Surgeon　109

十畫

原慾　Libido　190
埋線　Setons　50, 248
海灣戰爭症候群　Gulf War syndrome　29
消毒無菌術　Antisepsis　109
疾病分類學　Nosology　224, 236, 248
神祕症　Mysteria　129, 144
神經失調症　Nervous disorder　76, 80, 98
神經性腓骨肌萎縮症　Charcot-Marieatrophy　144
神經性厭食症　Anorexia Nervosa　139
神經科醫生　Neurologist　6, 25, 43, 52, 120-123, 126-131, 134-136, 141-142, 158, 165, 170, 176-177, 200, 204, 207, 217, 219, 222, 239-240, 249
神經衰弱症　Neurasthenia　12, 28, 122, 131, 133-136, 138-139, 164, 238-239
神經學　Neurologie　16, 47, 49, 51, 53, 82, 86, 90-91, 103-104, 120-121, 130, 144, 146-147, 164, 168, 174, 183, 231, 239-240
素質　Diathesis　147, 166, 244
起水泡　Blisters　50
退化　Degeneration　150-152, 178, 181, 205-206, 237, 241, 244, 246, 248

十一至十二畫

動物磁力　Animal magnetism　86-88
動物精氣　Animal spirit　51-52, 62, 66
國立神經專科醫院　Queen Square Neurological Hospital　219
國際疾病分類標準　International Classification of

Diseases, ICD 234
婦科 Gynecology 6, 9, 34, 61, 101, 108-110, 116-117, 120, 123, 125, 127-128, 165
情慾妄想 passionelles 154, 157
梅毒 Syphilis 59, 73, 130, 144, 192, 222, 224, 246
第一次世界大戰 Second World War 9, 28, 199, 216-217, 226, 228, 230
第二次世界大戰 First World War 191, 199, 228-229
陰蒂切除術 Clitoridectomy 112-114, 124
魚雷攻擊 Torpillage 219
麻醉 Anesthesia 13, 108-109, 112
創傷後壓力症候群 Post-traumatic stress disorder, PTSD 207, 236
惡魔附身 Diabolical Possession 24, 35-36, 53
斑塊 Plaque 146
普通民事法庭 Court of Common Pleas 24
氯醛 Chloral 129
湯姆森草藥醫學主義 Thomsonianism 108
無菌外科手術 Aseptic surgery 119, 242
痛風 Gout 70, 73, 77, 106
發洩 Abreaction 209, 241
硬化症 Scleroses 30-31, 59, 130, 144, 146-147, 150, 153, 240-241, 247
紫質症 Porphyria 47
脾臟性鬱症 Spleen 28, 49, 60, 65-66, 74
順勢療法 Homeopathy 108-109

十三至十四畫

催眠術（布雷德） Hypnosis 150, 152, 175-176
催眠術（梅斯默） Mesmerism 89, 150, 152
圓弧形拱橋狀 Arc-en-cercle 43
塔維斯托克診所 Tavistock Clinic 227
新克雷佩林學派 Neo-Kraepelinian 232, 235, 247
暗示病 Pithiatisme 170, 205
歇斯底里 Hysteria 1-2, 5-17, 19, 25-30, 32, 34-37, 42-45, 48-50, 52-63, 65-68, 70-76, 78-90, 94-95, 97-101, 103, 105-106, 110-112, 117, 120-123, 125-130, 131-132, 134-142, 144-147, 149-158, 162-171, 173,

175-177, 179-193, 195-196, 205-210, 216-218, 220-226, 230-232, 234-240, 245
煩寧　Valium　233
痲瘋病　Leprosy　211
聖公會　Anglicans　40
腦性痲痺　Cerebral palsy　177, 243
腺體內分泌素　Glandular secretions　128
電療　Electrotherapy　13, 128, 131, 138, 192, 218
對抗性療法　Allopathic medicine　108-109
慢性疲勞症候群　Chronic fatigue syndrome　29, 238, 245, 247
瘋人院　Madhouse　60, 63, 94-95
瘋子醫生　Mad-doctor　107, 241
磁桶　Baquet　88, 242
精神分析　Psychoanalysis　7, 14, 27, 185-189, 191, 195, 209-210, 216, 225-229, 231-235, 241
精神失調委員會　Commissioners in Lunacy　115
精神官能症　Neurosis　8, 81, 130, 155, 176, 186, 190, 195, 206, 208-209, 229, 231, 233-234
精神官能症　Neurotic disorder　235
精神科醫生　Psychiatrist　8, 27, 44, 94, 97, 161, 170, 188, 207-210, 216, 227-228, 229, 231-233, 239, 241, 244, 248
精神病醫生　Alienist　94, 104, 107, 123, 129, 144, 205, 241
精神動力　Psychodynamic　29, 229, 234-235
精神錯亂　Insanity　60, 106-107, 111, 125, 127
精神錯亂法　lunacy laws　103
精神醫學　Psychiatry　6, 9-10, 14, 27, 49, 81, 97, 151, 224-225, 227-229, 231, 233-234, 247
舞蹈症　Chorea　144, 147, 149, 243
蓋倫的著作　Galenic texts　54

十五至十七畫

僵直症　Catalepsy　243
彈震症（砲彈休克症）　Shell shock　28, 199-200, 203-206, 208-210, 213, 216-222, 228-230, 236
憂鬱症　Melancholia ; melancholy　8, 60, 66, 74, 79,

94, 245
樂復得 Zoloft 233
調經劑 Emmenagogues 244
談話療法 Talk therapy 180, 192
養老金精神官能症 Pension neurosis 206
戰爭精神官能症 War neurosis 208, 229
戰鬥疲勞 Combat exhaustion 229-230, 236
橋腦 Pons 52, 249
瘻管 Fistula 110, 245
盧・賈里格症 Lou Gehrig's disease 30
瘵精神病患者的全身癱瘓症（三期梅毒） General Paralysis of the Insane 222
臆球症 Globus hystericus 35, 245
臆病症 Hypochondria 11, 28, 52, 56-57, 59-60, 62, 65-66, 70, 74, 80-81, 84, 182, 246
臨床病理學 Clinico-pathological 143, 162
黏液 Phlegm 49, 213

十八畫以上

薩佩提耶醫院 Salpêtrière 13, 142-145, 150, 159-161, 163, 166, 170, 175
醫學唯物主義 Medical materialism 29
譫妄 Delirium 55, 154
躁症 Mania 60, 111
鐵路脊柱 Railway spine 206-207
纖維肌痛症 Fibromyalgia 238, 245
體液 Humors 6, 32-34, 49, 60, 75
體液醫學 Humoral medicine 60
癲狂 Lunacy 60, 63, 65-66, 77
癲癇 Epilepsy 12, 35, 52-53, 59, 111-112, 123, 130, 146-147, 149-151, 153, 155, 165, 237-238
鬱氣 Vapors ; Vapours 28, 34, 49, 55, 60, 62, 65-66, 68, 74, 78

歇斯底里：從魔鬼附身到心理治療，一段困擾人類 2000 年的歷史

作　　者　史考爾（Andrew Scull）
譯　　者　蘇邦礎
選書責編　張瑞芳
協力編輯　劉慧麗、曾時君
校　　對　童霈文
版面構成　張靜怡
封面設計　陳恩安
行銷總監　張瑞芳
行銷主任　段人涵
版權主任　李季鴻
總 編 輯　謝宜英
出 版 者　貓頭鷹出版 OWL PUBLISHING HOUSE

事業群總經理　謝至平
發 行 人　何飛鵬
發　　行　英屬蓋曼群島商家庭傳媒股份有限公司城邦分公司
115 台北市南港區昆陽街 16 號 8 樓
劃撥帳號：19863813；戶名：書虫股份有限公司
城邦讀書花園：www.cite.com.tw　購書服務信箱：service@readingclub.com.tw
購書服務專線：02-2500-7718~9（週一至週五 09:30-12:30；13:30-18:00）
24 小時傳真專線：02-2500-1990~1
香港發行所　城邦（香港）出版集團／電話：852-2508-6231 ／ hkcite@biznetvigator.com
馬新發行所　城邦（馬新）出版集團／電話：603-9056-3833 ／傳真：603-9057-6622
印 製 廠　中原造像股份有限公司
初　　版　2024 年 8 月
定　　價　新台幣 540 元／港幣 180 元（紙本書）
新台幣 378 元（電子書）
I S B N　978-986-262-703-7（紙本平裝）／ 978-986-262-701-3（電子書 EPUB）

讀者意見信箱　owl@cph.com.tw
投稿信箱　owl.book@gmail.com
貓頭鷹臉書　facebook.com/owlpublishing

【大量採購，請洽專線】(02) 2500-1919

城邦讀書花園
www.cite.com.tw

國家圖書館出版品預行編目資料

歇斯底里：從魔鬼附身到心理治療，一段困擾人類 2000 年的歷史／史考爾（Andrew Scull）著；蘇邦礎譯 . -- 初版 . -- 臺北市：貓頭鷹出版：英屬蓋曼群島商家庭傳媒股份有限公司城邦分公司發行，2024.08
面；　公分 .
譯自：Hysteria : the disturbing history
ISBN 978-986-262-703-7（平裝）

1. CST：歇斯底里症　2. CST：精神病學
3. CST：醫學史

415.996　　113008817

本書採用品質穩定的紙張與無毒環保油墨印刷，以利讀者閱讀與典藏。